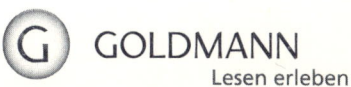

Buch

Kommt Ihnen das bekannt vor: Was morgens noch wunderbar flach war, wölbt sich ab dem Nachmittag frech nach vorne, kneift uns abends und drückt wie eine kleine Kugel gegen den Hosenbund? Und das natürlich am liebsten dann, wenn Sie eigentlich im anschmiegsamen Lieblingskleid zu einer Verabredung wollen. Blähbauch und unruhiger Darm sind weit verbreitet, doch jetzt ist Abhilfe in Sicht. Astrid Schobert hat 50 einfache Tipps und Tricks gesammelt, die ohne Mühe in den Alltag passen und dafür sorgen, dass nichts mehr bläht und kneift. Sie hilft dabei, die Ursachen aufzuspüren und den Blähbauch zu vertreiben. Sie werden sich wundern, wie leicht Sie das Problem so in den Griff bekommen!

Autorin

Astrid Schobert ist Diplom-Oecotrophologin und arbeitet nach langjähriger Tätigkeit in der Ernährungsberatung als freie Referentin und Journalistin für Gesundheits- und Ernährungsfragen. Dabei hat sie sich auf die Ursachen, Prävention und Therapie von Übergewicht, Adipositas und Stoffwechselerkrankungen sowie Kinderernährung spezialisiert.

Außerdem im Programm

Die 50 besten Alkohol-Killer
Die 50 besten Erkältungskiller
Die 50 besten Kilo-Killer
Die 50 besten Stress-Killer

Astrid Schobert

DIE 50 BESTEN Blähbauch-Killer

GOLDMANN

Alle Ratschläge in diesem Buch wurden von der Autorin und vom Verlag sorgfältig erwogen und geprüft. Eine Garantie kann dennoch nicht übernommen werden. Eine Haftung der Autorin beziehungsweise des Verlags und seiner Beauftragten für Personen-, Sach- und Vermögensschäden ist daher ausgeschlossen.

Sollte diese Publikation Links auf Webseiten Dritter enthalten, so übernehmen wir für deren Inhalte keine Haftung, da wir uns diese nicht zu eigen machen, sondern lediglich auf deren Stand zum Zeitpunkt der Erstveröffentlichung verweisen.

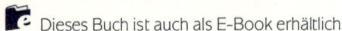 Dieses Buch ist auch als E-Book erhältlich.

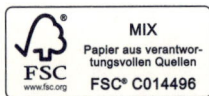

Verlagsgruppe Random House FSC® N001967

1. Auflage
Vollständige Taschenbuchausgabe Mai 2019
Wilhelm Goldmann Verlag, München,
in der Verlagsgruppe Random House GmbH,
Neumarkter Str. 28, 81673 München
Copyright © 2012 der Originalausgabe: Trias Verlag
in der MVS Medizinverlage Stuttgart GmbH & Co. KG,
Oswald-Hesse-Straße 50, 70469 Stuttgart
Umschlag: Uno Werbeagentur, München
Umschlagmotiv: FinePic®, München
Satz: Buch-Werkstatt GmbH, Bad Aibling
Druck und Bindung: GGP Media GmbH, Pößneck
Printed in Germany
ISBN 978-3-442-17805-6
www.goldmann-verlag.de

Besuchen Sie den Goldmann Verlag im Netz

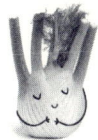

Inhalt

Vorwort 9

Wenn der Bauch mit uns spricht ...

Eine Reise durchs Verdauungssystem 13

Vom Mund bis zum Magen 14
Der Dünndarm und seine Mitarbeiter 16
Zum guten Schluss: der Dickdarm 18
Worüber niemand reden will 20

Die 50 besten Blähbauch-Killer

Weg mit den Wölbungen 29

1 Befolgen Sie die goldenen Ess-Regeln 32
2 Ist Gluten das Problem? 36
3 Apfelsaft als Auslöser? 38
4 Meiden Sie Sorbit und Co.! 40
5 Sind Sie vielleicht ein bisschen intolerant? 42

6 Auf Allergien testen lassen 46

7 Übeltäter Darmpilze 49

8 Bringen Sie Ihren trägen Darm wieder in Schwung 51

9 Entspannung durch Massagen 54

10 Ein kleines Bauch-Workout 55

11 Abführmittel nur im Notfall 57

12 Ab und zu mal aufstehen 59

13 Manchmal ist der Zyklus schuld 60

14 Lassen Sie Ihre Schilddrüse checken 62

15 Vorsicht vor den Blähklassikern 64

16 Augen auf bei Kaugummi und Co. 66

17 Kohlgemüse entschärfen 67

18 Obst + Wasser = schlechte Kombi 68

19 Hülsenfrüchte darmfreundlich zubereiten 69

20 Gewöhnen Sie Ihren Darm langsam an Ballaststoffe 71

21 Die richtige Wahl bei Vollkornbrot 73

22 Vorsicht vor verarbeiteten Lebensmitteln 74

23 Bye-bye, Fast Food 76

24 Meiden Sie resistente Stärke 77

25 Nicht jedes Getränk eignet sich zum Anstoßen 78

26 Überfrachten Sie den Teller nicht 80

27 Küchenkräuter als kleine Helferchen 81

28 Bitterstoffe bringen Linderung 83

29 Wärme wirkt Wunder 85

30 Kennen Sie schon den Heublumensack? 86

31 Probieren Sie mal Heilerde! 88

32 Ingwer – eine vielseitige Knolle 89

33 Kümmel – zu Recht berühmt-berüchtigt 90

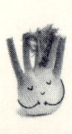

34 Eine gute Mischung aus dreierlei Samen 91
35 Die Darmflora mit Probiotika stärken 92
36 Bewusst sprechen 94
37 Nehmen Sie sich Zeit beim Essen! 95
38 Führen Sie mal wieder Tagebuch 97
39 Bewegung tut auch dem Darm gut 98
40 Ruhen oder 1000 Schritte tun? 100
41 Stress ade! 102
42 Den Bauch flachatmen 104
43 Schüßler-Salze sind super 106
44 It's tea time 108
45 Schlüpfen Sie in Bauchweg-Unterhosen 110
46 Es gibt sogar »Anti-Stink-Unterwäsche« 111
47 Und was sagt Ayurveda? 112
48 Wenn auch noch Durchfall dazukommt 114
49 Tanzen Sie Ihren Blähbauch einfach weg 116
50 Die Alternativmedizin bietet zahlreiche Möglichkeiten 118

Der ultimative Blähbauch-Killer 119

Frühstück 119
Mittagessen 120
Abendessen 121
Rezepte für einen guten Start in den Tag 121
Rezepte gegen das Mittagstief 122
Ein kleiner Snack zwischendurch 123
Rezepte zum Tag-ausklingen-Lassen 124

Service 127

Liebe Leserin, lieber Leser,

ein Blähbauch oder lästige Darmwinde sind ein echtes Tabuthema. Niemand redet gerne darüber und sogar beim Arzt scheuen sich viele Betroffene, das Problem anzusprechen. Schließlich sind Blähungen nicht nur unangenehm, sondern können auch ausgesprochen peinlich werden – wenn sie sich unerwartet zu Wort melden. Schon Kinder müssen lernen, dass sie den Abgang von »Winden« zu kontrollieren haben. Manchmal entstehen im Darm aber so viele Gase, dass auch der wohlerzogenste Mensch Probleme und Schmerzen bekommt. Es ist ganz natürlich, dass nach dem Essen vermehrt Luft entsteht. Ein großer Teil kann über die Lunge abgeatmet werden, dem Rest der Gase bleibt nur der Ausgang über den Darm. Oft sind die »luftigen« Verdauungsprobleme aber auch ein bisschen Kopfsache: Bei Zeitmangel, in Stresssituationen, bei nervösen Belastungen oder auch aus reiner Gewohnheit essen viele Menschen zu schnell und so hastig, dass sie dabei eine Menge Luft verschlucken. Diese sucht sich dann ihren Weg – sei es nach oben oder unten. Bei Kleinkindern wartet man daher erwartungsvoll auf das kleine Bäuerchen.

Bei Erwachsenen ist das Aufstoßen und Rülpsen, zumindest in unserer Kultur, eher peinlich und wird gerne unterdrückt. Luft, die nicht wieder aufgestoßen wird, wandert zwangsläufig mit der Nahrung in den Verdauungstrakt. Gase, die im Rahmen der Verdauung entstehen und den Körper nicht über die Atmung verlassen, passieren den Darm sehr schnell – etwa in einer halben Stunde, freie Fahrt vorausgesetzt. Zum Vergleich: Feste Nahrung braucht gut und gerne ein, zwei Tage. So entwickelt sich bei vielen Menschen häufig ein Blähbauch, der unschön und auch ausgesprochen schmerzhaft sein kann – besonders, wenn er bei Einladungen oder offiziellen Anlässen unter dem Kleid oder der Hose zwickt und versteckt werden will. Mit diesem Ratgeber spüren Sie die Ursachen auf und erhalten viele praktische Tipps, mit denen Sie Ihren Blähbauch vertreiben. Schon mit kleinen Schritten können Sie hier ganz viel erreichen. Schließlich werden Sie sich wundern, wie leicht Sie das Problem in Zukunft in den Griff bekommen.

Ich wünsche Ihnen viel Spaß beim Lesen und viel Erfolg auf Ihrem Weg zu einem flachen und entspannten Bauch.

Ihre Astrid Schobert

Wenn der Bauch
mit uns spricht ...

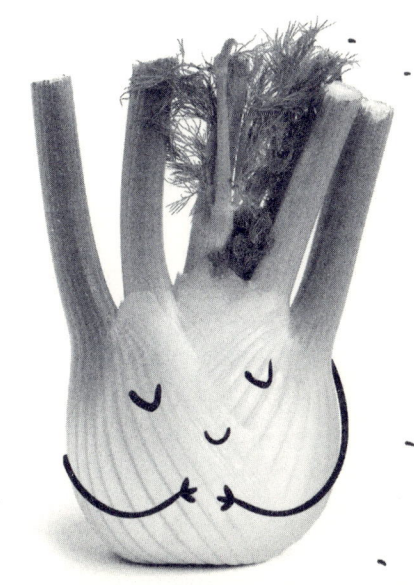

Eine Reise durchs Verdauungssystem

Unser Bauch hat uns einiges zu sagen. Wir sollten ihn daher nicht wie Luft behandeln – auch wenn er bei vielen genau daraus besteht.

Die Verdauung ist ein sehr komplexer und überaus faszinierender Vorgang. Es lohnt sich also durchaus, mal einen genaueren Blick auf die einzelnen Stationen im Inneren unseres Bauches zu werfen. Der menschliche Verdauungstrakt besteht aus Mund, Speiseröhre, Magen, Dünn- und Dickdarm. Der Darm ist eine Art Schlauch, der komplett mit einer Schleimhaut ausgekleidet ist. Alles, was in Ihren Mund wandert, verlässt Ihren Körper nach rund drei Tagen wieder gut verdaut beim Toilettengang. Bis es so weit ist, passiert aber viel in Ihrem Körper. Auf dem Weg durch das ausgeklügelte, etwa acht Meter lange Organsystem wird die Nahrung zerkleinert und mit Verdauungssäften durchmischt. Erst durch diese Prozesse kann Ihr Körper schließlich Energie und Nährstoffe aus der Nahrung ins Blut aufnehmen, zu den Zellen transportieren und dort verwerten. Nur so ist unser Organismus lebens- und leistungsfähig.

Vom Mund bis zum Magen

Mit den Zähnen im Mund beginnt die mechanische Zerkleinerung der Nahrung. Je mehr Sie kauen, desto besser werden die Speisen für die nachfolgende Verdauung vorbereitet. Hier mischt sich auch der Speichel ein: Er enthält das Enzym Amylase, das Kohlenhydrate aus Brot, Kartoffeln und Co. grob aufspaltet. Genau das können Sie auch schmecken: Wenn Sie ein Stück Brot lange kauen, wird der Geschmack immer süßer. Anschließend befördert Ihre Zunge den Nahrungsbrei weiter nach hinten, durch den Schluckreflex gelangt er portionsweise in die Speiseröhre.

Durch die ca. 30 cm lange Speiseröhre rutscht die Nahrung in Richtung Magen. Der Zugang zu ihm öffnet sich automatisch. Ist die Speise drin, wird er sofort wieder verschlossen. Das ist wichtig, damit die Säure aus dem Magen nicht in die Speiseröhre gelangt. Fließt der saure und aggressive Mageninhalt trotzdem zurück, reizt er dort die ungeschützte Schleimhaut. Die typische Folge ist ein brennender Schmerz hinter dem Brustbein – das Sodbrennen. Gelangt der Magensaft sogar bis in den Mundraum, spricht man von »saurem Aufstoßen«.

Der Magen ist ständig in Bewegung und sorgt so dafür, dass die Nahrung weiter zerkleinert und mit Magensaft vermischt wird. Der Magensaft, von dem pro Tag ca. zwei Liter gebildet werden, besteht überwiegend aus Salzsäure und dem Enzym Pepsin, das Eiweiße aus der Nahrung aufspaltet. Die Salzsäure tötet die mit dem Essen verschluckten Bakterien ab und dient so dem Schutz vor Infektionen. Die Hauptaufgabe des Magens besteht darin, die Nahrung vorübergehend zu speichern. Sie verweilt dort zwischen einer und sechs Stunden. Die Dauer hängt davon ab, wie fetthaltig die Speisen sind: Fettes liegt eben »schwer« im Magen. Häppchenweise wird der Inhalt wieder abgegeben. Genauso wie der Eingang des Magens wird auch sein Ausgang immer wieder verschlossen. Der »Pförtner« lässt immer nur so viel Brei durch, wie der nachfolgende Dünndarm verarbeiten kann.

Warum der Magen knurrt

Wenn der Magen leer ist, meldet er sich manchmal mit »grummelnden« Geräuschen. Die Ursache dafür ist einfach Luft, durch die sich das Hohlorgan zu einem Klangkörper entwickelt. Gerät diese Luft ins Schwingen, ertönt die »Magenmusik« – so wie wenn Sie in ein Horn blasen.

Der Dünndarm und seine Mitarbeiter

Der Dünndarm ist ca. vier Meter lang. Er ist kein glattes Rohr, sondern erreicht durch Falten und Ausstülpungen (Zotten) eine enorm große Oberfläche: Zehn bis 40 sogenannte Darmzotten drängen sich auf einem Quadratmillimeter Darmwand. Insgesamt entspricht die Fläche rund 200 Quadratmetern – also etwa der Größe eines Tennisplatzes. Über die Darmzotten gelangen die Nährstoffe aus der Nahrung in die Blutbahn.

Der Dünndarm arbeitet mit der Bauchspeicheldrüse und der Leber als Team. Die Bauchspeicheldrüse besprüht den Speisebrei mit Enzymen und alkalischen Säften: Rund zwei Liter stellt sie davon täglich her. Die Leber als weitere Verdauungsdrüse schickt die gelblich-grüne Galle ins Verdauungs-Gefecht. Sie hilft besonders bei fettigen Speisen. Ihre Gallensäuren wirken als Emulgator: Ähnlich wie ein Spülmittel im Haushalt spalten und verteilen sie Fett in kleine Tröpfchen. Dadurch wird die Arbeit der Verdauungsenzyme noch effizienter. Etwa 90 % von dem, was verdaulich ist, haben die Darmwände des Dünndarms jetzt aufgenommen – man spricht hier von Resorption, der Aufnahme von Nährstoffen ins Blut. Für die Weiterreise in den Dickdarm bleibt eine unverdauliche, noch immer halbflüssige Masse übrig.

Leber und Galle

Die Leber liegt im rechten Oberbauch und wiegt etwa 1,5 Kilogramm. Sie ist die größte Drüse des menschlichen Körpers und hat zahlreiche verschiedene Aufgaben:

- Als Entgiftungsorgan baut sie Alkohol und Medikamente ab.
- Als Umbauzentrale wandelt sie Nahrungseiweiß in körpereigenes um.

- Als Energiespeicher bildet sie einen Vorrat an Zucker (in Form von Glykogen) und stellt ihn bei Bedarf wieder zur Verfügung.
- Als Mithelfer bei der Fettverdauung produziert sie jeden Tag rund einen Liter Gallenflüssigkeit.

Verantwortlich für die gelbe bis grünliche Farbe der Galle ist das Bilirubin, ein Abbauprodukt des roten Blutfarbstoffes Hämoglobin. Bakterien im Dickdarm bauen das Bilirubin später ab – es entstehen Substanzen wie Urobilin und Sterkobilin, die dem Kot schließlich seine typische Farbe verleihen.

Zum guten Schluss: der Dickdarm

Im letzten Abschnitt des Darms, dem Dickdarm, zersetzen Darmbakterien den unverdaulichen Rest. Die Mischung aus Zellulose, Wasser und jeder Menge Bakterien verweilt hier noch rund zwölf Stunden, um auch wirklich die letzten verwertbaren Nährstoffe herauszuholen: Wasser wird entzogen und die Konsistenz des Breis wird fester. In langsamen kontinuierlichen Wellenbewegungen wird der

Darminhalt ständig eingedickt und weitertransportiert – fertig ist die Wurst! Jetzt muss sie nur noch raus. Dazu setzt ein reflexartiges Zusammenziehen des Muskels am Darmende ein. Gleichzeitig erschlafft der Schließmuskel, der sonst alles gut zurückhält.

Dickdarm und Immunsystem

In der Schleimhaut des Dickdarms sitzen mehr als 70 % der Abwehrzellen des Immunsystems. Sie haben die Aufgabe, Krankheitserreger und Giftstoffe, die vorwiegend mit der Nahrung in den Körper gelangen, unschädlich zu machen. Unterstützt wird die Immunabwehr von einem Milliardenheer nützlicher Bakterien. Mehr als 500 Arten bilden zusammen die Darmflora. Ist sie intakt, können sich die bösen Mikroorganismen nicht dauerhaft im Darm einnisten. Für das Immunsystem ist die Darmflora auch eine Art Trainingslager. Direkt an der Darmwand fordern die Darmbewohner die körpereigene Abwehr ständig heraus. Nur durch dieses permanente Training kann sich das Immunsystem auf die Abwehr von Krankheitserregern vorbereiten.

Worüber niemand reden will

Die alten Römer erledigten ihr Geschäft keineswegs an einem »stillen Örtchen«. Die öffentlichen Bedürfnisanstalten waren ein beliebter Treffpunkt zum stundenlangen, netten Beisammensein. Daher gab es dort auch keine Trennwände zwischen den Sitzgelegenheiten. Bei uns ist der Gang zur Toilette etwas, worüber man lieber nicht spricht und was nahezu verheimlicht wird. Daher wird der Stuhlgang im Alltag auch oft unterdrückt, was schließlich dazu führt, dass er einfach ausbleibt. Das Einzige, was man an dem Tag dann davon hat, sind Bauchschmerzen und Unwohlsein.

In diesem Büchlein jedoch wird das Schweigen gebrochen und offen über das Tabuthema gesprochen. Denn über den Darm und all seine »Begleiterscheinungen« gibt es einiges Interessantes und Wissenswertes zu berichten.

Warum Stress und Ekel auf den Darm schlagen

Der Magen-Darm-Trakt ist von mehr als hundert Millionen Nervenzellen umhüllt. Sie sind ähnlich organisiert wie im Gehirn – deshalb spricht man auch vom Bauch- oder Darmhirn. Das Darmhirn reguliert die Verdauung und schlägt bei Unverträglichkeiten oder der Anwesenheit von Giftstoffen Alarm. Es ist inzwischen wissenschaftlich erwiesen, dass die beiden Steuerzentralen »Kopf« und »Bauch« in einem ständigen Dialog miteinander stehen. Das erklärt auch, warum der Verdauungsapparat sehr empfindlich auf negative Gedanken und Gefühle wie Stress, Trauer, Angst oder Ekel reagiert. Typische Folgen solcher »emotionalen Reize« sind Störungen wie Appetitlosigkeit, Übelkeit, Bauchschmerzen, Krämpfe, Verstopfung, Blähungen oder Durchfall.

Eine Vielfalt von Farben und Formen

Der ideale Stuhl ist von gelbbrauner bis dunkelbrauner Farbe, wurstförmig und an den Enden abgerundet. Durch den Kontakt mit der Darmschleimhaut besitzt er einen leicht glänzenden, schleimigen Überzug, ist aber weder schmierig noch klebrig und verschmutzt daher den After kaum. Menschen, die zu Verstopfungen neigen, geben eher kleine harte, knollige Köttel von sich. Wer zu Durchfällen neigt, produziert eher Haufen. Das alles ist kein Grund zur Sorge, solange keine ernsthaften Krankheiten vorliegen.

Form, Farbe und Konsistenz dessen, was hinten rauskommt, hängen sehr stark von der Ernährung ab: Rote Bete und Tomaten beispielsweise führen zu einer rötlichen Farbe, Ballaststoffe sorgen für eine gekörnte Struktur. Die Hinterlassenschaften von Fleischessern sind wesentlich härter und schwerer als die von Vegetariern, denn das stark eiweißhaltige Fleisch verweilt besonders lange im Darm und dadurch wird den Nahrungsresten viel Wasser entzogen. Vegetarier produzieren dagegen viel größere Mengen, da sie in der Regel mehr unverdauliche Ballaststoffe essen, die den Darm schneller passieren. Ganz gleich allerdings, ob Fleischesser oder Vegetarier – die Nahrungsrückstände machen mit ca. 25 % nur einen kleinen Bestandteil des Stuhls aus. Der Rest der Masse besteht aus Wasser, Bakterien und abgestorbenen Darmzellen.

Auch im Geruch spiegelt sich der Speiseplan wider: Knoblauch, Zwiebeln und große Mengen Fisch verleihen dem Kot eine eigene Note und haben durchaus einen »Wiedererkennungswert«. Die Exkremente von Fleischessern beispielsweise riechen durch die Abbaustoffe des tierischen Eiweißes weitaus intensiver als die von Vegetariern.

Was ist beim Stuhlgang »normal«?

Menschen sind verschieden, und das gilt natürlich auch für die Verdauung. Als Faustregel für eine normale Häufigkeit gilt: dreimal täglich bis alle drei Tage. Erst bei häufigerem Stuhlgang kann es sein, dass Sie unter Durchfall leiden. Umgekehrt gilt: Wenn Sie drei Tage lang keinen Kot absetzen können, liegt wahrscheinlich eine Verstopfung vor. Auch für die Menge gibt es kein allgemeingültiges Maß. Es hängt viel damit zusammen, was Sie gegessen haben. Bei einer vorwiegend pflanzlichen Kost verzehren Sie viele Ballaststoffe, die das Stuhlgewicht deutlich erhöhen. Afrikanische Völker, die noch naturnah leben, bringen es auf bis zu ein Pfund. Mitteleuropäer dagegen produzieren pro Tag nur zwischen 100 g und 250 g.

Was sind Alarmzeichen?

Der Darm gilt in westlichen Industrieländern als Tabuthema. Macht das Verdauungsorgan Probleme, scheuen sich viele Menschen, ihr Leiden anzusprechen, sogar beim Arzt.

Wichtige Alarmsignale und somit definitiv Gründe für einen Arztbesuch sind:
- Blut im Stuhl
- dauernder Durchfall
- unerklärlicher, massiver Gewichtsverlust über Wochen
- anhaltende Bauchschmerzen

Auch wenn Sie keine Beschwerden verspüren, ist ab dem fünfzigsten Geburtstag die jährliche Früherkennungsuntersuchung auf Darmkrebs sinnvoll. Dabei untersucht der Arzt durch Abtasten den Enddarm auf Schleimhautveränderungen und Unregelmäßigkeiten. Zusätzlich werden Stuhlproben auf nicht sichtbare Blutspuren hin kontrolliert.

Was tun, damit es flutscht?

Wenn es bei Ihnen auf dem Klo nicht immer so klappt, wie Sie sich das wünschen, nehmen Sie sich die folgenden Tipps zu Herzen:

- Trinken Sie jeden Tag zwei Liter Mineralwasser.
- Setzen Sie auf pflanzliche Kost, die reich an Ballaststoffen ist: Obst, Gemüse, Hülsenfrüchte und die Vollkornvarianten bei Brot, Nudeln und Reis.
- Gewöhnen Sie Ihren Darm an feste Entleerungszeiten, beispielsweise morgens nach dem Frühstück.
- Nehmen Sie sich Zeit. Entspannen Sie sich mit einer Zeitung oder einem Buch auf dem WC.
- Erledigen Sie Ihr Geschäft in der Hocke. In dieser Position kann sich der Darm optimal entspannen und entleeren. Wenn das nicht möglich ist, stellen Sie während des Toilettengangs einfach eine Fußbank unter Ihre Füße – so kommen Sie der Position etwas näher.
- Beginnen Sie immer nur ganz vorsichtig zu drücken. Achten Sie darauf, dass Ihr Bauch entspannt ist. Es ist besser, länger nur leicht zu drücken als kurz und kräftig.
- Drücken Sie nur noch leicht, wenn der Anfang der Wurst den Weg nach draußen erst mal gefunden hat. Oft flutscht es dann wie von selbst.

Jeder Mensch muss pupsen

»Jedes Böhnchen gibt ein Tönchen« – wer kennt diese Weisheit nicht? Je nachdem, was Sie gegessen haben, entstehen kräftige oder schwache Darmwinde. Acht- bis zehnmal täglich entweichen Winde aus unserem Darm. Das ist eine ganz normale Begleiterscheinung der Verdauung. Schwerverdauliches gelangt in den Dickdarm, wo sich Bakterien über das gefundene Fressen hermachen. Bei der Zersetzung der Nahrung atmen sie »Biogas« aus – bei normaler Verdauung etwa einen Liter pro Tag. Der Standard-Pups besteht aus Stickstoff (65 %), Wasserstoff (20 %), Kohlendioxid (10 %), Methan (3 %) und Sauerstoff (2 %) – alles geruchlose Gase. Dazu gesellen sich aber noch die Abbauprodukte von Eiweißen und schwefelhaltigen Aminosäuren, nämlich Schwefelwasserstoff, Ammoniak, Mecaptane und Indole. Diese Gase sind die wahren »Stinker«. Was also mehr oder weniger geräusch- oder duftvoll hinten rauskommt, ist das Arbeitsergebnis der winzigen Helfer im Darm – ganz normal eben.

Die 50 besten Blähbauch-Killer

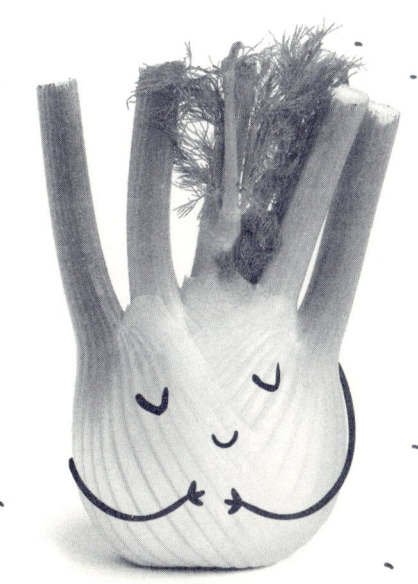

Weg mit den Wölbungen

Mit der richtigen Ernährung, kleinen Übungen und Hausmittelchen bekommen Sie das Problem Blähbauch ganz einfach in den Griff!

Zu Ihrem Erfolg führen Sie viele kleine Schritte. Oft reicht es schon, wenn Sie Ihren Lebensstil und Ihre Gewohnheiten ein wenig ändern. Trotzdem kommt jetzt etwas Detektivarbeit auf Sie zu, um die Ursachen für Ihren aufgetriebenen Bauch aufzuspüren. Mit vielen praktischen Tipps zur Vorbeugung sowie zur Linderung der Beschwerden und etwas Geduld können Sie sich schon bald über einen flachen Bauch freuen.

Bevor Sie aber alle möglichen Strategien austesten, um Ihren Blähbauch und die damit verbundenen Beschwerden zu bekämpfen, empfiehlt es sich zuallererst, einen Arzt aufzusuchen. Durch eine Untersuchung lassen sich eventuelle Lebensmittelunverträglichkeiten als Auslöser aufspüren und ggf. Darmerkrankungen, wie zum Beispiel chronische Entzündungen oder das Reizdarmsyndrom, ausschließen. Ein Reizdarm ist nicht gefährlich, aber ausgesprochen lästig. Verstopfungen, Blähungen, Durchfall oder Bauchschmerzen machen früher oder später jedem einmal zu schaffen. Doch wenn die Beschwerden über mehrere Monate anhalten, ist dies ein Zeichen dafür, dass die Funktion Ihres Verdauungstrakts gestört ist. Frauen sind vom Reizdarmsyndrom (RDS) häufiger betroffen als Männer. Auslöser für die Schübe sind oft Stress und psychische Belastungen, eine fettreiche, ballaststoffarme Ernährung oder auch Lebensmittelunverträglichkeiten.

Die genaue Ursache ist nicht bekannt. Vermutlich spielt das enterische Nervensystem, auch »Darmhirn« genannt, eine wesentliche Rolle. Es kontrolliert die Muskelbewegungen des Darms. Bestimmte auslösende Faktoren führen hier wahrscheinlich zu einer Fehlregulation, die dann zu den genannten Beschwerden führt. Die Diagnose stellt der Arzt vor allem durch Anamnese und den Ausschluss anderer Erkrankungen. Besserung bringt häufig eine Ernährungsumstellung oder eine psychotherapeutische Behandlung.

Ein geblähter Bauch und andere Darmsymptome können auch Folge einer chronisch-entzündlichen Darmerkrankung sein. Dazu gehören Morbus Crohn und Colitis ulcerosa. Bei Morbus Crohn kann die Entzündung alle Teile des Magen-Darm-Trakts betreffen, bei Colitis ulcerosa ist sie auf den Dickdarm beschränkt. Die beiden Erkrankungen ähneln sich in ihren Erscheinungsformen: Typische Symptome sind Bauchschmerzen, schwere Durchfälle (teilweise schleimig-blutig), Fieber und Gewichtsverlust. Die Ursachen sind nicht genau bekannt. Die Therapie besteht lediglich in der Linderung der Beschwerden durch entzündungs- und durchfallhemmende Medikamente.

1 Befolgen Sie die goldenen Ess-Regeln

Die Ernährung spielt bei der Entstehung eines Blähbauchs natürlich eine große Rolle.

Mit ein paar ganz einfachen Tricks können Sie hier gegensteuern.

- Sie kennen sicher das Sprichwort »Gut gekaut ist halb verdaut«. Denken Sie immer daran: Die Verdauung beginnt im Mund. Kauen Sie also jeden Bissen gründlich und konzentrieren Sie sich auf das Essen. Essen Sie langsam und achten Sie darauf, dass Sie nicht so viel Luft verschlucken.
- Schlucken Sie keine großen, sperrigen Stücke Nahrung herunter.
- Bei der Temperatur gilt das Mittelmaß: Verzehren Sie Ihre Speisen weder zu heiß noch zu kalt.
- Große und opulente Mahlzeiten belasten den gesamten Verdauungsapparat. Legen Sie lieber zwischen-

durch eine kleine Snackpause ein und verteilen Sie Ihr Essen so auf fünf kleine Mahlzeiten am Tag.
- Beim Gemüse gilt: Kurz gedünstet und sofort verzehrt ist gut verträglich, Rohkost sollte fein geraspelt werden.
- Bevorzugen Sie stets fettarme Lebensmittel und Zubereitungsarten: Besser dünsten und dämpfen als braten und frittieren. Die Fettaufnahme sollte 60–80 g pro Tag nicht übersteigen.
- Meiden Sie scharfe Gewürze. Fördern Sie Ihre Verdauung durch reichlich frische oder tiefgefrorene Kräuter und alles, was leicht bitter schmeckt, zum Beispiel Endivien oder Chicorée.

Wählen Sie die richtigen Lebensmittel

Ihr »täglich Brot« lässt sich hinsichtlich der Wirkung auf Ihren Blähbauch in »gut« und »böse« einteilen. Wenn Sie wissen, worauf Sie hier achten müssen, lassen sich Luftansammlungen vermeiden. Die nachfolgende Übersicht hilft Ihnen bei der Lebensmittelauswahl – tun Sie sich viel Gutes.

Getreideprodukte, Brot, Gebäck:
- Gut verträglich: feinkrumige Vollkornbrote, Vollkornknäckebrot, Vollkornzwieback, feine Vollkornbackwaren, leichte Vollkornschleime, Breie aus Flocken oder Schrot, ungesüßte Fertigmüslis, Naturreis, Hirse, Amaranth, Quinoa, Buchweizen
- Schlecht verträglich: frisches Brot, grobes Vollkornbrot, Brote mit ganzen Körnern, Blätterteiggebäck, ganze Getreidekörner, Frischkornbreie

Gemüse, Salate, Hülsenfrüchte:
- Gut verträglich: zartes, junges Gemüse, Blattsalate, Kartoffeln, Tomaten, Chicorée, Zucchini, Kohlrabi, Chinakohl
- Schlecht verträglich: Paprika, Lauch, Zwiebeln, Gurken, Weißkohl/Sauerkraut, Grünkohl, Rotkohl, Wirsing; Hülsenfrüchte, Pilze

Obst, Nüsse, Süßes:
- Gut verträglich: reife, säurearme Obstsorten, insbesondere Melonen, Bananen, Passionsfrüchte, Obstmus, Nussmus, Honig
- Schlecht verträglich: Pflaumen, Kirschen, Nüsse, Süßig-

keiten, Lebensmittel mit Zuckeraustauschstoffen (Sorbit, Xylit, Mannit)

Fleisch, Fisch, Milchprodukte:
- Gut verträglich: Geflügel, Kalbfleisch, magerer Fisch, Eier, Quark
- Schlecht verträglich: gepökelte und geräucherte Fleisch- und Fischwaren, fettes Fleisch, fetter Fisch, Fischkonserven, fette, scharfe Käsesorten

Fette, Öle, Aufstriche:
- Gut verträglich: in kleinen Mengen kalt gepresste Öle, ungehärtetes Kokos- und Palmfett, Butter
- Schlecht verträglich: Schweineschmalz, gehärtete Fette, Mayonnaise, fettgebackene und frittierte Speisen

Getränke:
- Gut verträglich: Wasser, Tee
- Schlecht verträglich: Bohnenkaffee, kohlensäurehaltige Getränke

2 Ist Gluten das Problem?

Zöliakie ist die Unverträglichkeit des in Getreide enthaltenen Klebereiweißes Gluten. Die Krankheit zeigt sich in der Regel durch chronische Bauchschmerzen, Durchfälle, einen ausgeprägten Trommelbauch und Blähungen. Bei den Betroffenen wird schon durch kleinste Mengen Gluten die Dünndarmschleimhaut geschädigt und ist chronisch entzündet. Als Folge können bestimmte Nährstoffe aus der Nahrung nicht mehr vollständig vom Körper aufgenommen werden, was zu Mangelernährung und Gewichtsverlust führen kann.

Gluten kommt in folgenden Getreidearten und natürlich allen daraus hergestellten Erzeugnissen (z. B. Mehlen, Backwaren usw.) vor:
- Weizen
- Roggen
- Gerste (Gerstenmalz/Bier)

Weg mit den Wölbungen

- Hafer
- Dinkel
- Grünkern
- Emmer
- Kamut
- Urkorn

Die Gluten-Unverträglichkeit ist recht häufig. Gehen Sie auf Nummer sicher und lassen Sie sich vom Arzt durchchecken. Die eindeutige Diagnose lässt sich durch einen Bluttest und eine Dünndarm-Gewebeuntersuchung (Biopsie) stellen. Wenn Sie wirklich von einer Zöliakie betroffen sind, bedeutet das, Ihr ganzes Leben lang auf eine streng glutenfreie Ernährung zu achten. Unter dieser Voraussetzung verschwinden die Beschwerden bei jüngeren Menschen meist prompt, bei älteren dauert es manchmal ein paar Wochen länger. Den Trommelbauch wird man aber auf jeden Fall wieder endgültig los.

3 Apfelsaft als Auslöser?

Bauchschmerzen, Blähungen oder Durchfall nach dem Genuss von Obst sind typische Anzeichen für eine Fruchtzuckerunverträglichkeit. Es handelt sich dabei um eine eigentlich ganz harmlose Transportschwäche. Die Zellen Ihrer Dünndarmschleimhaut produzieren ein Eiweiß (GLUT5), das für die Überführung des Fruchtzuckers (Fruktose) vom Dünndarm ins Blut zuständig ist. Ist dieses System gestört, gelangt der Fruchtzucker bis in Ihren Dickdarm, wo er eigentlich nichts verloren hat. Hier stürzen sich die Darmbakterien freudig auf die unverhoffte Nahrungsquelle. Dabei entstehen Darmgase, die die typischen Beschwerden auslösen. Aber auch bei gesunden Menschen ist dieser Transportmechanismus relativ schnell überlastet. Liegt die Aufnahme von Fruktose über 35–50 g pro Stunde, ist das System meist erschöpft. Getrocknete Früchte oder größere Mengen Apfelsaft (60 g Fruchtzucker/Liter) wirken dann abführend. Vermeiden

Sie also Ihrem Bauch zuliebe größere Mengen Fruchtzucker. Und Vorsicht: Dieser steckt auch immer häufiger in industriell verarbeiteten Lebensmitteln.

4 Meiden Sie Sorbit und Co.!

Der Zuckeralkohol Sorbit nutzt in Ihrem Dünndarm das gleiche Transportsystem wie Fruktose. Dadurch blockiert Sorbit den Abtransport von Fruktose in das Blut und kann so Ihre Beschwerden verstärken, siehe Kapitel »Apfelsaft als Auslöser« (Seite 26). Sorbit ist insbesondere in Birnen, Kirschen und Pflaumen und besonders konzentriert in deren Saft und in den getrockneten Früchten zu finden. Deshalb leiden viele Menschen nach dem Genuss größerer Portionen Süßkirschen oder Pflaumen unter Bauchschmerzen und Durchfällen. Sorbit ist aber auch in der Lebensmittelindustrie als Zuckeraustauschstoff (E 420) sehr beliebt und wird vor allem in zuckerreduzierten Süßigkeiten, Kaugummis, Getränken oder Light-Produkten eingesetzt. Achten Sie bei verpackten Produkten stets auf die Zutatenliste. Nicht nur Sorbit, sondern auch zahlreiche andere Zuckeralkohole wirken sich negativ auf die Fruchtzuckerverwertung und somit Ihren Blähbauch aus. Dazu gehören Mannit (E 421), Xylit (E 967), Isomalt (E 953), Laktit (E 966), Maltit (E 965) und Erythrit (E 968). Enthält ein Lebensmittel diese Begriffe bzw. E-Nummern – lassen Sie besser die Finger davon.

5 Sind Sie vielleicht ein bisschen intolerant?

Nach dem Genuss von Milch(produkten) grummelt es in Ihrem Inneren? Ein aufgeblasener Bauch, Völlegefühle, drückende und krampfartige Schmerzen, abgehende Winde und Durchfälle sind typische Anzeichen dafür, dass Sie an einer Milchzuckerunverträglichkeit (Laktoseintoleranz) leiden. Milchzucker fördert (auch bei gesunden Menschen) die Verdauung. Das Enzym Laktase ist im Dünndarm für die Spaltung und somit Verdauung von Milchzucker verantwortlich. Stellt Ihr Körper dieses Enzym nicht mehr in ausreichenden Mengen bereit, bleibt ein Teil des Milchzuckers unverdaut und gelangt in den Dickdarm, wo ihn Darmbakterien als Nahrungsquelle nutzen. Dabei entstehen Gase, die zu den typischen Beschwerden führen. Die Symptome können ganz unterschiedlich stark ausgeprägt sein. Es hängt davon ab, wie viel Laktase noch in Ihrem Darm gebildet wird und welche Mengen an Milchzucker Sie zu sich nehmen.

Mit einem Selbsttest können Sie ganz einfach feststellen, ob Sie unter Laktoseintoleranz leiden. Dies erfolgt in zwei Schritten. Zunächst meiden Sie über mehrere Tage oder Wochen im Rahmen einer konsequenten Diät alle laktosehaltigen Speisen und Getränke. Sind Sie in dieser Zeit frei von Symptomen, ist eine Unverträglichkeit sehr wahrscheinlich. Nach dem vollständigen Verzicht folgt anschließend die sogenannte Exposition, das heißt die Belastung. Dazu trinken Sie ein Glas Wasser mit 50-100 g Milchzucker (erhältlich in Apotheken oder Drogerien). Kommen der Gasbauch und die anderen Anzeichen daraufhin wieder zum Vorschein, ist die Diagnose gesichert. Für dieses Vorgehen müssen Sie natürlich genau wissen, welche Lebensmittel milchzuckerfrei bzw. -haltig sind.

In diesen Lebensmitteln steckt Laktose:
- Produkte, die aus Milch oder Milchpulver hergestellt werden, wie Pudding, Milchmixgetränke, Kakao, Desserts, Grießbrei, Reisbrei, Getränke auf Molkebasis, Molkepulver, Proteinkonzentrate
- Gesäuerte Milchprodukte wie Dickmilch, Buttermilch, Kefir, Joghurt, Quark, Schmand, Crème fraîche, Schlagsahne, saure Sahne

- Kondensmilch, Kaffeeweißer aus Milch, Trockenmilchpulver
- verschiedene Käsesorten wie Frisch-, Weich- oder Kochkäse
- Milchspeiseeis, Schokolade, Nougat und nougathaltige Cremes, Pralinen, Sahnebonbons, Karamellbonbons, Schokoriegel

> **KILLER-TIPP**
>
> Machen Sie einen Atemtest! Liegt eine Intoleranz gegen Laktose vor, verrät das Ihre Atemluft. Denn in diesem Fall wird im Dickdarm das Gas Wasserstoff (H_2) gebildet, das über das Blut zur Lunge gelangt und abgeatmet wird. Bei der Untersuchung in der Arztpraxis nehmen Sie eine Lösung des »verdächtigen« Zuckers zu sich und atmen in ein Testgerät. So erfahren Sie, wie intolerant Sie wirklich sind.

- Fertigprodukte, denen bei der Verarbeitung Milchzucker oder Milch zugesetzt wurde: Gewürzmischungen, Instantsuppen, Kartoffelpüreepulver, Kroketten,

Pommes frites, Cremesuppen, Sahnesoßen, komplette Fertiggerichte
- Aufschnitt wie Wurst oder Leberwurst
- Brot, Brötchen und Knäckebrotsorten mit Laktose- oder Milchzusatz
- Kuchen, Kekse und Kuchenbackmischungen
- Margarine
- Medikamente, Süßstofftabletten, Abführmittel

Milchzuckerfrei sind:
- Gemüse und Obst, naturbelassen oder mit milchzuckerfreier Soße
- Fleisch, Fisch und Ei
- Kartoffeln, Reis, Nudeln, Müsli (naturbelassen, ohne Milch oder Joghurt)
- Getränke wie Leitungswasser, Mineralwasser, Tee, Kaffee, Fruchtsäfte
- Produkte, die als »laktosefrei« gekennzeichnet sind
- Milchersatzprodukte wie Kokos-, Mandel-, Hafer-, Reis- und Sojadrink

6 Auf Allergien testen lassen

Die Anzeichen einer Lebensmittelallergie sind nicht typisch für ein bestimmtes Lebensmittel und melden sich auch an ganz unterschiedlichen Stellen des Körpers: Am häufigsten treten die Symptome an Haut, Mund, Atemwegen und im Magen-Darm-Trakt auf. Übelkeit, Erbrechen, Durchfall, Verstopfung, Blähungen und Bauchschmerzen können Anzeichen sein. Unter einer echten Lebensmittelallergie leiden Sie nur, wenn Ihr Körper mit einer Immunreaktion auf Nahrungsbestandteile (Eiweißbausteine) reagiert. Ihr Arzt kann in dem Fall Antikörper in Ihrem Blut nachweisen.

Führen Sie ein Allergie-Tagebuch bzw. Ernährungs-Symptom-Tagebuch. Tragen Sie über einen längeren Zeitraum (mehrere Wochen) alle verzehrten Lebensmittel ein und notieren Sie, wann welche Beschwerden auftreten. Ihr Arzt kann darauf aufbauend durch verschiedene Tests und Diätformen nachweisen, auf welche Lebensmittel Sie allergisch reagieren. Neben Allergologen führen auch viele Hals-Nasen-Ohren-Ärzte, Hautärzte und Lungenfachärzte die Allergie-Diagnostik durch.

Im Gegensatz zu echten Allergien lassen sich Pseudoallergien nur schwer nachweisen. Bei einer Pseudoallergie (pseudo = scheinbar) reagieren Stoffe aus den Lebensmitteln direkt mit den Mastzellen Ihres Immunsystems: Sie schütten dann den Botenstoff Histamin aus. Die Anzeichen einer Pseudoallergie unterscheiden sich kaum von einer echten Allergie. Zwar sind auch hier Darmbeschwerden eine typische Folge, allerdings sind keine Antikörper in Ihrem Blut nachweisbar. Daher gibt es auch keinen klassischen Test für Pseudoallergien.

Nachfolgend sehen Sie eine Aufzählung der häufigsten Auslöser von Pseudoallergien:
- Lebensmittelzusatzstoffe. Dazu gehören unter anderem Farbstoffe wie Tartrazin und Azorubin, Konservierungsstoffe wie Benzoesäure und Sorbinsäure, Antioxidanzien wie Gallate sowie Geschmacksverstärker wie Glutamate und künstliche Süßstoffe wie Aspartam.

- Salicylsäure und Salicylate. Diese kommen in verschiedenen Früchten und Gemüsesorten (vor allem in Beerenfrüchten, Orangen, Aprikosen, Ananas, Weintrauben, Oliven, Gurken), aber auch in Wein und vielen Gewürzen vor.
- Natürliche Aromastoffe. Sie stecken beispielsweise von Natur aus in Tomaten, Paprika, Obst und Gewürzen und gelten nach neuesten Erkenntnissen als häufiger Auslöser sogenannter pseudoallergischer Reaktionen.
- Biogene Amine, z. B. Histamin in Schokolade, Käse oder Rotwein.

7 Übeltäter Darmpilze

Bei Darmpilzen handelt es sich meist um den Vertreter Candida albicans. Diese Hefepilze bauen Kohlenhydrate aus der Nahrung zu Fuselalkoholen und Kohlendioxid (CO_2) ab. Durch das Gas kommt es zu einem aufgeblasenen Bauch sowie Völlegefühl und Schmerzen im Darmbereich. Als Ursache für Pilzerkrankungen sehen Ärzte beispielsweise eine Ernährung mit zu viel Zucker und Weißmehlprodukten. Ein weiterer Auslöser ist aber auch der häufige Einsatz von Antibiotika, wodurch das Immunsystem geschwächt und eine Fehlbesiedlung des Darms begünstigt wird. Bekämpft wird der Pilzbefall häufig zunächst mit einem Anti-Pilzmittel, zum Beispiel Nystatin, das Ihnen Ihr Arzt verschreibt.

Unverzichtbar ist außerdem eine konsequente Anti-Pilz-Diät (die sogenannte Candida-Diät) über einen Zeitraum von mindestens vier bis sechs Wochen. Dabei gilt es, den

Hefepilzen ihre Nahrungsgrundlage zu entziehen: Meiden Sie Zucker, Süßigkeiten, Weißmehlprodukte, Alkohol und sehr süßes Obst. Setzen Sie stattdessen auf eine Vollwert-Ernährung mit viel Salat, Gemüse und Vollkornprodukten (Brot, Reis, Nudeln, Getreide). Die ballaststoffreiche Kost stärkt nicht nur Ihr Immunsystem, sondern übt auch einen mechanischen Putzeffekt aus: Durch ihre grobe Struktur fegen die Nahrungsfasern die Pilznester aus den Darmzotten heraus und regen die natürliche Darmbewegung an. So setzen Sie die ungeliebten Mitbewohner einfach vor die Tür.

🎱 Bringen Sie Ihren trägen Darm wieder in Schwung

Viele Menschen erwarten, dass sich ihr Darm täglich zum Stuhlgang meldet. Sonst fühlt man sich einfach unwohl, vollgestopft, aufgequollen und verspürt einen Blähbauch.

Bedenken Sie aber: Bei der Darmentleerung hat jeder Mensch seinen ganz persönlichen Rhythmus – er liegt zwischen dreimal täglich und alle drei Tage. Unter einer Verstopfung leiden Sie erst, wenn bei Ihnen über einen längeren Zeitraum (etwa drei Monate) weniger als drei Darmentleerungen pro Woche erfolgen.

Die häufigsten Ursachen für Darmträgheit sind:
- eine zu geringe Flüssigkeitszufuhr – dem Darm fehlt dann einfach nur Wasser
- ballaststoffarme Ernährung durch zu wenige pflanzliche Lebensmittel auf dem Speiseplan

- Bewegungsmangel (ist die häufigste Ursache)
- unregelmäßiges Essen – so kann sich der Darm nicht an regelmäßige Entleerungszeiten gewöhnen
- Stress (Stresshormone blockieren Ihr Verdauungssystem)
- außergewöhnliche Lebensbedingungen, wie bspw. Urlaub oder Krankheit
- Daueranwendung von Abführmitteln – das macht Ihren Darm arbeitslos
- Medikamente wie Antibiotika, Eisenpräparate, Psychopharmaka

Mit den folgenden, einfachen Tricks bringen Sie Ihren Darm garantiert wieder in Schwung:
- Achten Sie darauf, täglich zwei Liter Flüssigkeit aufzunehmen. Trinken Sie direkt morgens ein großes Glas lauwarmes Wasser auf nüchternen Magen.
- Essen Sie viele pflanzliche Lebensmittel: Sie enthalten Ballaststoffe, die in Ihrem Dam aufquellen und so die Verdauung anregen.
- Trockenobst, z. B. Pflaumen, oder etwas rohes Sauerkraut sind oft eine Hilfe.

- Ersetzen Sie Weißmehlprodukte durch ballaststoffreiche Vollkornvarianten (Brot, Nudeln, Reis).
- Essen Sie öfter mal Hülsenfrüchte – aber zunächst nur in kleinen Portionen, um die Verträglichkeit zu testen.
- Milchprodukte wie Naturjoghurt, Buttermilch, Kefir oder Dickmilch sind reich an Milchsäure, die eine sanft abführende Wirkung hat.
- Probiotische Milchprodukte enthalten spezielle Milchsäurebakterien, die sich in Ihrem Darm ansiedeln und dann Ihre Verdauung anregen können.

9 Entspannung durch Massagen

Regelmäßige Bauchmassagen helfen sowohl, um einem Trommelbauch vorzubeugen, als auch als Notfall-Soforthilfe, wenn Sie akut Beschwerden haben.

Legen Sie sich ganz entspannt und gemütlich auf den Boden. Befreien Sie sich von einengender Kleidung, öffnen Sie Gürtel und Hosenknöpfe. Stellen Sie Ihre Füße vor dem Gesäß auf und streichen Sie mit der flachen Hand ganz sanft über Ihre Bauchdecke. Ganz wichtig dabei: Massieren Sie im Uhrzeigersinn! Beginnen Sie rechts unten und streichen Sie nach oben, über den Magen nach links und wieder hinunter. Eine Massage von zehn Minuten pro Tag reicht bereits aus. Noch effektiver wird Ihre Bauch-Selbstmassage, wenn Sie eine blähungslösende Babysalbe oder Babyöl verwenden. Diese Salben enthalten Kümmelöl oder eine Mischung aus Majoran, Römischer Kamille und Kardamom. Sie sind im Drogeriemarkt erhältlich.

10 Ein kleines Bauch-Workout

Jede Form von Bauchmuskelgymnastik wirkt wie eine sanfte Massage auf Ihren Darm. Der Wechsel zwischen Muskelanspannung und -entspannung aktiviert Ihre Bauchmuskeln und entkrampft den Darm. Die folgenden Übungen helfen sowohl prophylaktisch als auch im Notfall.

Übung 1: Eine ideale Übung ist das Radfahren im Liegen. Dazu legen Sie sich ganz entspannt in Rückenlage auf den Boden. Atmen Sie tief und gleichmäßig ein und aus. Heben Sie beide Beine angewinkelt an. Fahren Sie jetzt langsam und gleichmäßig in der Luft mit Ihren Beinen Rad.

Übung 2: Legen Sie sich auf den Rücken und atmen Sie tief und gleichmäßig. Ziehen Sie jetzt zunächst das rechte Knie ganz sanft und vorsichtig in Richtung Bauch/Brust. Halten Sie diese Position etwa für 30 Sekunden. Atmen

Sie dabei ganz gleichmäßig weiter. Anschließend legen Sie das Bein wieder ab und entspannen sich rund zehn Sekunden. Jetzt wiederholen Sie die Übung mit dem linken Knie. Die Luft im Darm wird durch das Anziehen der Knie im Verlauf des Dickdarms (von rechts nach links) in Richtung Anus gepresst! Ganz wichtig: Achten Sie darauf, dass Sie mit dem rechten Knie beginnen. Nur so kann die Luft dann entweichen.

11 Abführmittel nur im Notfall

Bei Darmträgheit kommen verschiedene Arten von Abführhilfen zum Einsatz: Glaubersalz, Milchzucker, Extrakte aus Sennesblättern und Faulbaumrinde oder synthetische Produkte mit ganz unterschiedlichen Wirkungsweisen. Gemeinsam ist all diesen Mitteln aber, dass sie zu einer massiven Darmentleerung führen. Anschließend dauert es eine Weile, bis sich Ihr Darm wieder mit Stuhl gefüllt hat. Erst dann kann sich der natürliche Entleerungsreiz erneut bei Ihnen melden. Oft wird diese Wartephase als erneute Verstopfung missverstanden – viele Betroffene greifen dann vorschnell wieder zu Abführmitteln. Das Fatale: Durch den Einsatz verliert Ihr Körper große Mengen an Flüssigkeit und Mineralstoffen. So können Mangelerscheinungen auftreten, die die Darmträgheit zusätzlich verstärken. Der Darm ist auf diese Mineralstoffe angewiesen, damit seine natürliche Eigenbewegung (Darmperistaltik) geregelt ablaufen kann und so der Nahrungsbrei durch den gesamten Darm transportiert werden kann. Sie sollten nur dann zu Abführmitteln greifen, wenn Sie durch akute Verstopfung zu starke Beschwerden verspüren und sich eine schnelle, kurzfristige Linderung wünschen. Für die langfristige Anwendung sind diese Mittelchen nicht geeignet, da sie den Darm auf Dauer träge machen.

12 Ab und zu mal aufstehen

Die Arbeit am Schreibtisch oder an der Kasse und sehr weite Autofahrten führen zu einem langen »Am-Stück-Sitzen«. Diese Haltung ist nicht nur oftmals ein Problem für den Rücken, sondern kann auch zu Verdauungsproblemen, allen voran unangenehmen Blähungen, führen. Sind auch Sie so ein Dauersitzer? Dann stehen Sie so oft wie möglich zwischendurch mal auf und vertreten sich die Beine. Atmen Sie dabei tief in Ihren Bauch ein. Im Büro bietet es sich zum Beispiel an, beim Telefonieren auf und ab zu gehen. Ein praktischer Nebeneffekt: Auch der Kopf wird dadurch etwas freier und eventuelle Konzentrationsschwierigkeiten verschwinden wie von selbst.

13 Manchmal ist der Zyklus schuld

Forscher aus den USA haben festgestellt: Für Frauen ist der Menstruationszyklus nach dem Schlafrhythmus der wichtigste Taktgeber im Leben. Das prämenstruelle Syndrom, kurz »PMS«, macht in der Zeit kurz vor der

> **KILLER-TIPP**
>
> Entwässern ist wichtig. Das geht ganz einfach: Trinken Sie viele entwässernde Kräutertees aus Brennnessel, Zinnkraut oder Birkenblättern. Achten Sie auf eine natrium- bzw. kochsalzarme Ernährung und versorgen Sie Ihren Körper mit viel Kalium. Kaliumreich (und verträglich) sind: Avocado, Fenchel, Kartoffeln, Spinat, Bananen, Aprikosen, Feigen, Mandeln.

Periode vielen Frauen zu schaffen. Durch den veränderten Hormonhaushalt und die teilweise damit verbundenen Wassereinlagerungen im Körper kann es zu Beschwerden wie Stimmungsschwankungen, Gewichtszunahme (bis zu 4 kg), Schmerzen in den Brüsten sowie angeschwollenen Fingern und Augenlidern kommen. Ganz typisch ist aber auch ein Blähbauch.

14 Lassen Sie Ihre Schilddrüse checken

Jod ist lebensnotwendig, denn es ist an der Produktion von Schilddrüsenhormonen und somit am Energiestoffwechsel beteiligt. Fehlt dem Körper Jod, mangelt es folglich auch an Schilddrüsenhormonen – eine Schilddrüsenunterfunktion (Hypothyreose) kann sich entwickeln. Typisch für diese Erkrankung sind beispielsweise eine Gewichtszunahme, allgemeine Schwäche und eine vergrößerte Schilddrüse (Kropf), aber auch Übelkeit, Sodbrennen, Bauchschmerzen und ein aufgeblähter Bauch.

Eine Untersuchung beim Hausarzt gibt Ihnen hier Gewissheit. Bei einer bestehenden Schilddrüsenunterfunktion können Ihnen zum Beispiel Tabletten mit synthetischem Schilddrüsenhormon (Thyroxin) helfen.

Achten Sie auf jeden Fall auf eine ausreichende Jodzufuhr mit der Nahrung. Natürlicherweise kommt der Nährstoff nur in wenigen Lebensmitteln vor, nämlich Seefisch, Meeresfrüchten, Algen und Kuhmilchprodukten. Eine wichtige Quelle für Jod ist inzwischen jodiertes Speisesalz. Wird Jodsalz zur Herstellung verwendet, können Nahrungsmittel mit einem relativ hohen Salzgehalt (wie z. B. Brot, Wurst, Käse und Fertiggerichte) einen wesentlichen Beitrag zur Jodaufnahme leisten.

15 Vorsicht vor den Blähklassikern

Manche Lebensmittel sind dafür bekannt, dass sie einen Blähbauch verursachen, denn sie fordern die Dickdarm-Bewohner einfach dazu heraus, übermäßig viel Gas zu produzieren.

Prägen Sie sich die folgende »rote Liste« gut ein und meiden Sie zu große Mengen dieser blähenden Lebensmittel:
- Zwiebeln und Kohl
- Hülsenfrüchte (Bohnen, Linsen, Erbsen)
- unreifes Obst
- Nüsse und Rosinen
- sehr frisches Brot, grobes Vollkornbrot
- Kaffee
- kohlensäurehaltige Getränke
- Schokolade
- Eiskaltes

- Fettig Gebackenes (wie Pommes oder Berliner)
- Scharf angebratenes oder paniertes Fleisch

16 Augen auf bei Kaugummi und Co.

Regelmäßiger Genuss von Kaugummi führt dazu, dass Sie viel Luft verschlucken, und das allein fördert bereits die Entwicklung eines Blähbauchs. Zuckerfreie Kaugummis mögen vielleicht die Zähne schonen, für den Darm sind sie jedoch ein großes Problem – denn sie enthalten Zuckerersatzstoffe wie Mannit, Xylit und Sorbit, die die Verdauung ankurbeln und nicht selten zu Blähungen, Krämpfen und Durchfall führen. Auch viele »zuckerfreie« Süßwaren enthalten diese Zuckeraustauschstoffe, die keineswegs kalorienfrei sind. Lebensmittel, die mehr als 10 % dieser Stoffe enthalten, müssen daher den Hinweis »Kann bei übermäßigem Verzehr abführend wirken« tragen. Schon ab einer Aufnahme von 5 g kann Sorbit zu Blähungen führen, ab 20 g zu wässrigen Durchfällen. Ein einzelner Kaugummistreifen enthält oft bereits 1,25 g Sorbit. Eine kritische Dosis ist also schnell erreicht. Daher gilt bei Kaugummis das Motto: Augen auf, nicht Mund auf!

17 Kohlgemüse entschärfen

Kohl ist reich an Vitaminen, Mineralstoffen und Senfölen, die Bakterien den Garaus machen, das Immunsystem stärken können und zumindest im Laborversuch sogar Krebszellen das Leben schwer machen. Berüchtigt ist Kohl aber auch für seinen hohen Ballaststoffgehalt, der zu lästigen Blähungen führt. Wirsing, Weißkohl und Sauerkraut werden gleich viel bekömmlicher, wenn Sie bei der Zubereitung Kümmel, Fenchelsamen oder etwas geriebenen Ingwer zusetzen. Die Gewürze können dazu beitragen, dass die Verdauung »ruhiger« abläuft. Erstaunlicherweise entstehen kaum Darmgase, wenn Sie das Kohlgemüse vor der Zubereitung für ein oder zwei Tage in das Tiefkühlfach legen. Das Gleiche klappt auch mit Rosenkohl, der nach den ersten Frösten gleich viel verträglicher ist. Bevorzugen Sie die etwas verträglicheren Sorten: Blumenkohl, Brokkoli oder Kohlrabi.

18 Obst + Wasser = schlechte Kombi

»Darmempfindliche« Menschen reagieren auf den gleichzeitigen Genuss von Obst und Wasser mit einem Blähbauch. Achten Sie darauf, dass Sie erst rund 30 Minuten nach dem Obstgenuss wieder etwas trinken. Auch wenn Sie viel Obst essen und nicht gründlich genug kauen, kann es bei der Aufspaltung im Darm zu einer vermehrten Gasbildung und somit zu Blähungen kommen.

19 Hülsenfrüchte darmfreundlich zubereiten

Hülsenfrüchte – auch Leguminosen genannt – sind echte Blähbauchklassiker. Dabei handelt es sich um die reifen Samen von Erbsen, Bohnen und Linsen. Sie sind von einem unverdaulichen Samenhäutchen umkleidet, das die Zucker Stachyose und Raffinose enthält. Diese können im Dünndarm nicht gespalten werden und gelangen daher unverdaut in den Dickdarm. Dort werden sie durch Bakterien zersetzt, die bei der Fermentation (Gärung) erhebliche Mengen an Gasen produzieren. Die Folge: Völlegefühl und ein aufgetriebener Bauch.

Mit diesen Tipps werden die gesunden Hülsenfrüchte viel bekömmlicher:
- Verwenden Sie geschälte Hülsenfrüchte. Diese müssen vor der Zubereitung auch nicht eingeweicht werden.
- Weichen Sie ungeschälte Hülsenfrüchte vor dem Garen ca. zwölf Stunden in der vierfachen Menge an Wasser

ein. Verwerfen Sie das Einweichwasser, denn es enthält besonders viele blähungsfördernde Substanzen.
- Wenn Sie Linsengerichten etwas Essig zusetzen, sind sie gleich viel leichter verdaulich.
- Salzen Sie Hülsenfrüchte erst nach dem Garen, sonst bleiben sie zu lange hart.

20 Gewöhnen Sie Ihren Darm langsam an Ballaststoffe

Wenn es um einen gesunden Darm geht, sind Ballaststoffe die Basis für Gesundheit und Wohlbefinden. Die natürlichen Pflanzenstoffe können von den Verdauungsenzymen nicht aufgespalten werden und gelangen unverändert in den Dickdarm. Hier sind sie eine wichtige Nahrungsquelle für die Darmbakterien und fördern die Entwicklung einer aktiven und stabilen Darmflora. Durch einen hohen Ballaststoffverzehr werden die natürlichen Bewegungen Ihres Darms (Peristaltik) angeregt, die Verdauung kommt so richtig in Fahrt und das Stuhlvolumen nimmt zu.

Allerdings muss sich Ihre Darmflora an Ballaststoffe erst gewöhnen. Wenn Sie, gerade nach einer ballaststoffreichen Mahlzeit, zu einem Blähbauch neigen, ist es hilfreich, Ihren Darm schrittweise an die Kost heranzuführen – jeden Tag ein wenig mehr.

> **KILLER-TIPP**
>
> Schon mit 30 g Ballaststoffen pro Tag helfen Sie Ihrem Darm wieder auf die Sprünge. Das ist viel leichter, als Sie denken! Diese Menge erhalten Sie mit zwei Scheiben feinem Vollkornbrot, einem kleinen Apfel, 160 g Beerenfrüchten, 200 g Kartoffeln (mit Schale), 200 g Brokkoli oder Bohnen und 100 g Rettich.

Generell gilt: Essen Sie täglich etwa zwei bis drei Scheiben Vollkornbrot, eine Portion Getreideflocken oder Müsli sowie eine Portion Kartoffeln, Vollkornreis oder Vollkornnudeln. Setzen Sie täglich fünf Portionen Gemüse und Obst auf Ihren Speiseplan und ein- bis zweimal pro Woche Hülsenfrüchte.

Achten Sie bei einer ballaststoffreichen Kost immer darauf, dass Sie reichlich trinken – mindestens 1,5 bis 2 Liter pro Tag. Nur so können die Ballaststoffe in Ihrem Darm gut aufquellen.

21 Die richtige Wahl bei Vollkornbrot

Vollkornbrot ist reich an Ballaststoffen, die im Darm aufquellen und so die Darmtätigkeit anregen. Vollkornbrot kann aber auch Blähungen auslösen. Planen Sie für einen Wechsel von Weißmehlprodukten auf die Vollkornvarianten mehrere Wochen der Gewöhnung ein. Ihr Verdauungstrakt und die Darmflora müssen sich erst mit der neuen Kost vertraut machen. Probieren Sie zunächst mit kleinen Portionen aus, ob Sie das Brot vertragen. Essen Sie kein frisches Brot, sondern lassen Sie es erst einen Tag ruhen – das verbessert die Bekömmlichkeit. Auch durch Toasten wird das Brot besser verträglich. Wählen Sie ein Brot, das aus fein vermahlenem Mehl hergestellt wurde. Grobe Getreidekörner fördern den Blähbauch.

22 Vorsicht vor verarbeiteten Lebensmitteln

Je stärker ein Lebensmittel industriell verarbeitet wurde, desto mehr gehen die natürlichen Nährstoffe verloren und desto mehr Zusatzstoffe sind enthalten. Auch Zuckerverbindungen (Milchzucker, Fruchtzucker) oder Zuckeraustauschstoffe versteckt die Industrie gerne in ihren Produkten. Zucker hat einen schlechten Ruf und das weiß die Industrie in der Werbung zu umgehen. Ein aktueller Trend ist es daher, den »bösen« Zucker durch den vermeintlich »gesunden« Fruchtzucker zu ersetzen. Hinter vielen wohlklingenden Werbeversprechen verstecken sich große Mengen an Substanzen, die bei Ihnen einen Blähbauch auslösen können (z. B. Fruchtzucker).

Geben Sie bei diesen Aussagen besonders acht:
- »kalorienarm«
- »ohne Zuckerzusatz« oder »zuckerfrei«
- »viel Frucht«

- »weniger süß«
- »weniger Zucker«
- »ohne Kristallzucker«
- »Traubenfruchtsüße«
- »mit der Süße natürlicher Früchte«

23 Bye-bye, Fast Food

Auch wenn es gut schmeckt – Ihrem Bauch (und nicht zuletzt Ihrer gesamten Figur) tun Sie einen riesigen Gefallen, wenn Sie die Finger davonlassen. Fast Food, das heißt Burger, Pizza, Bratwurst und frittierte Speisen, sind vor allem eines – extrem fettig. Fett schmeichelt als Geschmacksträger zwar der Zunge, ist aber schwer verdaulich. Die Fettverdauung ist komplex und deshalb ziemlich störanfällig. Während spezielle Speichelenzyme mit der Zersetzung von Kohlenhydraten bereits im Mund beginnen, wandern die Fette weitgehend unberührt durch den Magen. Bei fetter und fleischlastiger Ernährung sind die Verdauungsorgane häufig überfordert. Steht nicht rechtzeitig genügend Gallenflüssigkeit zur Verfügung oder befindet sich einfach zu viel Fett im Speisebrei, kommt es zu den sogenannten dyspeptischen Beschwerden: Ein unangenehmes Völlegefühl entsteht, der Magen drückt, der Bauch schmerzt und ist aufgeblasen wie ein Ballon.

24 Meiden Sie resistente Stärke

Die sogenannte »resistente Stärke« steckt vor allem in rohen, aber auch in gekochten und wieder erkalteten stärkehaltigen Lebensmitteln. Sie kann von unseren Verdauungsenzymen nicht geknackt werden und gelangt so in den Dickdarm. Hier entfaltet sie positive Eigenschaften auf die Darmflora und zählt daher zu den Ballaststoffen. Bei empfindlichen Menschen kann sie aber auch einen Blähbauch auslösen.

Bei folgenden Lebensmitteln sollten Sie aufgrund der resistenten Stärke eher zurückhaltend sein:
- rohes Gemüse
- rohe Körner oder Samen
- Bananen
- Cornflakes, Kekse
- erhitzte und wieder abgekühlte Kartoffeln und Bohnen

25 Nicht jedes Getränk eignet sich zum Anstoßen

Eine gute Flüssigkeitsversorgung ist das A und O für Ihre Darmfunktion – mindesten 1,5 bis 2 Liter sollten es pro Tag sein. Vorsicht heißt es bei Getränken, die reich an Kohlensäure sind. Hinter dem Begriff »Kohlensäure« verbirgt sich einfach das Gas »Kohlendioxid«, das hier in wässriger Lösung vorliegt. Bereits im Mund sorgt Kohlensäure für eine bessere Durchblutung, sie regt aber auch Magen und Darm an, so dass Ihre Verdauung beschleunigt wird. Genau das kann auch einen Blähbauch fördern. Probieren Sie einfach aus, ob Ihr Körper auf Getränke, die Kohlensäure enthalten, entsprechend reagiert. Bei einem »Blähbauch durch Kohlensäure« sollten Sie auf spritziges Wasser, Limonaden, Colagetränke, Bier und Sekt verzichten.

Auch der Genuss von Kaffee, obwohl kohlensäurefrei, kann einen Blähbauch fördern. Bei allen Getränken gilt:

Trinken Sie bloß nicht mit einem Strohhalm, denn dadurch verschlucken Sie zusätzlich Luft. Bevorzugen Sie stets stilles Wasser. Achten Sie hier beim Kauf auf den Mineralstoffgehalt. Wählen Sie Wasser mit mindestens 150 mg Kalzium und mindestens 50 mg Magnesium pro Liter.

26 Überfrachten Sie den Teller nicht

Ein Blähbauch entwickelt sich meist im Laufe des Tages. Oft ist der Bauch morgens noch flach und schwillt dann im Laufe des Tages an. Überfallen Sie Ihren Darm daher nicht mit zu üppigen Portionen. Ideal sind fünf kleine Mahlzeiten über den gesamten Tag verteilt. Das Schlimmste, was Sie Ihrem Bauch antun können, ist ein Fressgelage. Wenn Sie sich durch den ganzen Tag hungern und dann abends den Kühlschrank plündern, ist das Drama vorprogrammiert. Ihr Verdauungstrakt ist an allen Stationen überfordert und das Ganze endet mit einem rebellierenden Darm, der sich mit Recht gegen diese Folter wehrt.

27 Küchenkräuter als kleine Helferchen

Wenn Sie sich öfter fühlen wie ein aufgeblasener Luftballon, bringen Kräuter und Gewürze Linderung. Die nachfolgende Tabelle gibt Ihnen einen Überblick, wie die einzelnen Substanzen wirken und in welchen Speisen sie optimal und lecker zum Einsatz kommen können.

Küchenkräuter und ihr Einsatz bei Blähbauch-Problemen

Pflanze	Wirkung	Verwendung in Speisen
Anis	verdauungsfördernd	Gebäck, Apfelkompott
Basilikum	krampflösend	Tomatensalat, Pizza, Nudelgerichte
Bohnenkraut	verhindert Blähungen	Bohnengemüse, Eintöpfe
Dill	krampflösend, blähungstreibend	Gerichte mit Kartoffeln, Gurken oder Huhn

Knoblauch	blähungstreibend, hilft bei Gärungen im Darm	Nudelgerichte, Tomatengerichte, Lammfleisch
Koriander	blähungstreibend, krampflösend	Brot, Weiß- und Rotkohl
Kümmel	regt den Gallenfluss an, blähungstreibend	Sauerkraut, Weißkohl, Kartoffelgerichte, Brot
Kurkuma	krampflösend	Currygerichte
Liebstöckel	regt den Gallenfluss an	Fleisch- und Gemüsegerichte, Eintöpfe
Majoran	beugt Blähungen vor	Gemüse-, Kartoffel-, Fleischgerichte
Nelke	regt die Verdauung an	Rotkohl, Fleischgerichte, gekochter Fisch
Petersilie	regt die Verdauung an	Suppen, Salate, Eiergerichte

28 Bitterstoffe bringen Linderung

Bei Blähbauch-Neigung sind natürliche Bitterstoffe eine gute Hilfe – denn kaum im Mund, regen sie die Speichelproduktion an, Magensäfte und Galle fließen verstärkt. Der Fettstoffwechsel kommt in Gang und der Darm in Bewegung. So wandert der Nahrungsbrei schneller durch das Verdauungssystem. Durch die verstärkt ausgeschütteten Verdauungsenzyme werden alle Nahrungsbestandteile besser aufgeschlossen und verwertet. So entstehen Darmwinde meist gar nicht erst oder werden zumindest im Zaum gehalten.

Die meisten Küchenkräuter – frisch oder getrocknet – wie Bohnenkraut, Estragon, Kerbel, Lorbeer, Rosmarin oder Thymian enthalten wertvolle Bitterstoffe.

Beim Obst sind es hauptsächlich Zitrusfrüchte wie Grapefruit, Bitterorangen, Limonen und Zitronen.

Gemüse und Salatsorten mit einem hohen Gehalt an Bitterstoffen sind:

- Brokkoli
- Chicorée
- Eichblattsalat
- Endiviensalat
- Kresse
- Löwenzahn
- Radicchio
- Rauke (Rucola)
- Rosenkohl
- Wildkräutersalat

29 Wärme wirkt Wunder

Wärmeanwendungen bringen Entspannung. Gerade wenn Ihr Blähbauch mit krampfartigen Darmbewegungen einhergeht, wirken feuchtwarme Leibwickel, warme Sitzbäder oder die gute alte Wärmflasche wohltuend und krampflösend. Wenden Sie die von Ihnen bevorzugte Methode etwa 15 bis 30 Minuten an. Aber Vorsicht: Die Wärme soll für Sie angenehm sein, zu hohe Temperaturen schaden Ihnen nur. Durch eine Entspannung der glatten Darmmuskulatur können Sie Ihren Blähbauch bald besänftigen.

30 Kennen Sie schon den Heublumensack?

Wenn Sie der Blähbauch quält, ist die Anwendung eines Heublumensacks hilfreich. Sie bekommen ihn entweder schon fertig in der Apotheke oder Sie setzen auf die Alternative »Marke Eigenbau«: Nähen Sie sich ein kleines Säckchen (30 × 50 cm) aus Leinen oder Baumwolle und füllen Sie es zu zwei Drittel mit Heublumen (erhältlich in der Apotheke).

Zubereitung und Anwendung laufen wie folgt: Geben Sie das Säckchen entweder für zehn Minuten in einen Topf mit siedendem Wasser oder alternativ für 15 bis 20 Minuten auf den Rost eines verschlossenen Dampfdrucktopfes. Heben Sie das heiße Säckchen mit einer Küchenzange heraus, pressen Sie es zwischen zwei Küchenbrettern gründlich aus und legen Sie es bei 38 bis 42 Grad Celsius auf Ihren Bauch. Vorsicht: Kontrollieren Sie die Temperatur, da sonst Verbrennungsgefahr besteht – vor allem, wenn der Sack nicht genügend ausgedrückt wurde. Darüber geben Sie ein trockenes Leintuch sowie ein Wolltuch. Nach etwa 20 bis 30 Minuten entfernen Sie den Sack und dünsten noch etwa eine Stunde bei völliger Entspannung im Bett aus. Optimalerweise nehmen Sie im Anschluss eine kalte Ganzkörperdusche.

31 Probieren Sie mal Heilerde!

Heilerde ist ein altes, sehr wirksames Hausmittel bei sämtlichen Magen-Darm-Angelegenheiten. Sie ist sehr fein vermahlen, hat eine enorm große Oberfläche und damit eine hervorragende Aufnahmekapazität. Sie bindet überflüssige Luft und Gase im Verdauungstrakt und absorbiert Stoffe, die die Gasbildung begünstigen können.

Nehmen Sie 30 bis 60 Minuten vor den Mahlzeiten ein bis zwei Teelöffel von dem »heilenden Pulver« ein – so beugen Sie Blähungen wirksam vor. Die übliche Dosis für die innerliche Anwendung beträgt dreimal täglich einen Teelöffel. Bei akuten Beschwerden wie Durchfällen oder bestehenden heftigen Blähungen können Sie mehrmals täglich einen Esslöffel einnehmen. Wichtig: Heilerde kann die Wirkung von Medikamenten beeinflussen. Halten Sie daher zwischen den Einnahmezeiten von Medikament und Heilerde einen Abstand von mindestens einer Stunde ein!

32 Ingwer – eine vielseitige Knolle

Verdauungsbeschwerden sind ein traditionelles Einsatzgebiet von Ingwer. Neben der Verwendung bei Übelkeit und Erbrechen hilft die Knolle bei Bauchschmerzen, Magenbeschwerden und Blähungen. Ingwer regt die Verdauungsprozesse an und wirkt entkrampfend. Geben Sie nach Belieben kleine Mengen Ingwer (frisch oder getrocknet) an Ihre Speisen. Sie können auch vor den Mahlzeiten einen Teelöffel frisch geraspelten Ingwer pur zu sich nehmen oder, wenn Sie das nicht mögen, einen Ingwertee trinken: Überbrühen Sie dazu vier dünne Ingwerscheiben in einer Tasse mit kochendem Wasser und genießen Sie den Tee heiß in kleinen Schlucken.

33 Kümmel – zu Recht berühmt-berüchtigt

Kümmel ist gegen Blähungen eine unschlagbare pflanzliche Hilfe. Für eine rasche Abhilfe kann ein Kümmel-Tee sorgen. Übergießen Sie dazu zwei Teelöffel Kümmelkörner mit einer Tasse kochendem Wasser und lassen Sie den Ansatz zehn Minuten lang ziehen. Alternativ können Sie den Kümmel auch in heißer Milch kochen. Trinken Sie das Gebräu nach dem Abseihen langsam und in kleinen Schlucken. Wenn Sie die Winde unterwegs überkommen und Sie nicht die Möglichkeit haben, einen Tee zuzubereiten, können Sie sich auch mit ätherischem Kümmelöl (aus der Apotheke) helfen. Fünf Tropfen davon auf einem Stückchen Würfelzucker oder Brot lösen die Luftansammlungen im Darm rasch wieder auf.

34 Eine gute Mischung aus dreierlei Samen

Machen Sie es wie Kleinkinder und trinken Sie öfter mal ein Glas Fencheltee. Wenn es schnell gehen muss, verwenden Sie Filterbeutel, wirksamer ist aber ein Tee aus frisch zerstoßenen Fenchelsamen. Ganz schnelle Hilfe für zwischendurch erreichen Sie durch das Kauen von Fenchelsamen (oder alternativ: Anis- und Dillsamen). Die Inhaltsstoffe entspannen die Muskulatur des Verdauungstraktes und lassen das angesammelte Gas unauffällig entweichen. Ideal ist ein »Dreierlei-Tee«, die Mischung aus Fenchel-, Anis- und Dillsamen.

35 Die Darmflora mit Probiotika stärken

Probiotisch bedeutet »für das Leben«. Probiotischen Lebensmitteln werden künstlich große Mengen Bakterien zugesetzt, die auch natürlicherweise in unserem Darm vorkommen, zum Beispiel Milchsäure- und/oder Bifidobakterien. Dabei handelt es sich um besonders widerstandsfähige Bakterienstämme, die die Reise bis in den Darm gut überstehen. Sie produzieren Milchsäure, die den pH-Wert des Darms in den sauren Bereich verschiebt. Dies hemmt die Vermehrung krank machender Keime, während das Wachstum der natürlichen Darmflora stimuliert wird. Probiotika wirken daher direkt am Ort des Geschehens und können Blähungen eindämmen.

Zu den probiotischen Lebensmitteln gehören auch normaler, aber unerhitzter (!) Joghurt sowie Kefir, Quark, Sauerkraut und dessen Saft. Aufgrund ihrer Herstellung enthalten diese Produkte nicht nur die günstigen Bakterien, sondern auch bereits die erwünschte Milchsäure. Auch wenn nur wenige Bakterien den Magen-Darm-Trakt unbeschädigt passieren, räumen sie im Dickdarm ordentlich auf. Allerdings ist hier etwas Geduld nötig. Um die Wirkung zu erzielen, müssen Sie mindestens vier Wochen lang jeden Tag einen Joghurt verzehren. Das gilt auch für Joghurts mit künstlich zugesetzten probiotischen Kulturen.

36 Bewusst sprechen

Beobachten Sie sich mal beim Sprechen im Spiegel – so können Sie testen, wie viel Luft Sie dabei verschlucken. Lassen Sie den Mund zwischen den Wörtern offen und sind damit ein »Vielschlucker«? Eventuell trägt das mit zu einem Blähbauch bei. Jeder Mensch hat ein anderes Sprechmuster. So mancher »Wortgewaltige« verschluckt eine Menge Luft, wenn er sich beispielsweise in Rage redet, bestimmte Wörter ausspricht oder einen wichtigen Punkt betont. Besonders schön beobachten können Sie das bei Politikern oder Fußballtrainern. Achten Sie bei der nächsten Unterhaltung mal darauf, ob Sie beim Sprechen viel einatmen, und versuchen Sie, den Mund geschlossen zu halten, wenn Sie nichts sagen.

37 Nehmen Sie sich Zeit beim Essen!

Das meiste Gas, das sich im Darm ansammelt, stammt aus der Luft, die unbewusst beim Essen und Trinken verschluckt wird. Bei jedem einzelnen Schluckvorgang gelangen 2–3 ml Luft in den Magen. In Stress- und Angstsituationen, bei trockenem Mund oder vermehrter Speichelbildung (z. B. durch Bonbonlutschen) ist der Anteil der verschluckten Luft weitaus höher. Besonders viel Luft verschlucken Sie, wenn Sie hastig essen oder trinken.

Ein weiterer negativer Effekt beim »Essen-schnell-herunter-Schlingen«: Sie nehmen automatisch größere Portionsgrößen auf, was nicht nur einen Blähbauch fördert, sondern auch zu Gewichtsproblemen führen kann. Nehmen Sie sich Zeit, genießen Sie Ihr Essen langsam und kauen Sie gründlich. Achten Sie darauf, dass Sie keine zu großen Stücke herunterschlucken, und versuchen Sie, während des Essens nicht zu viel zu reden.

Achtsamkeit lautet die Devise –
und das funktioniert so:

- Schauen Sie sich Ihre Lebensmittel mal genau an. Welche Farben sehen Sie, wie riechen sie, wie fühlen sie sich an?
- Kauen Sie den ersten Bissen Ihrer Mahlzeit ganz bewusst und genießen Sie nur den Geschmack.
- Am besten legen Sie Ihr Besteck nach jedem Bissen beiseite.
- Ändern Sie Ihre Gewohnheiten und essen Sie als Rechtshänder mal mit der linken Hand. So essen Sie automatisch viel bewusster.
- Setzen Sie sich zu Ihren Mahlzeiten mal wieder an einen Tisch, so ganz ohne Handy oder Fernseher.
- Fragen Sie sich frühzeitig, ob Sie nicht vielleicht schon satt sind, und hören Sie dann auch wirklich mit dem Essen auf.

38 Führen Sie mal wieder Tagebuch

Schreiben Sie einfach mal auf, was Sie jeden Tag essen und trinken – mindestens über eine Woche, besser noch über einen Monat. So kommen Sie den »Übeltätern« auf die Spur. Halten Sie auch fest, wie Ihre seelische Stimmung an dem Tag ist und ob Sie stark unter Stress stehen. Notieren Sie ganz genau, zu welcher Zeit sich der Blähbauch meldet. So können Sie selbst herausfinden, was bei Ihnen eventuell die Beschwerden auslöst. Erstellen Sie Ihre persönliche Liste mit »verdächtigen Lebensmitteln« – von denen Sie vermuten, dass Sie bei Ihnen Blähungen auslösen. Meiden Sie diese Lebensmittel dann einige Tage konsequent und beobachten Sie, wie es Ihnen geht. Sie können das kleine Darm-Tagebuch auch zu Ihrem nächsten Arztbesuch mitnehmen – als gute Basis für das Untersuchungsgespräch.

39 Bewegung tut auch dem Darm gut

Jede Art von körperlicher Bewegung ist eine Wohltat für Ihren Darm. Die natürliche Darmperistaltik wird gefördert und die lästigen Darmwinde auf ganz natürliche Weise vertrieben. 30 Minuten pro Tag sind das Minimum – ob Walken, Laufen, Schwimmen oder Radfahren bleibt ganz Ihrem Geschmack überlassen. Durch die Aktivierung des Darmbein-Lenden-Muskels kann Wandern, Joggen und Co. als direkte Darmmassage bezeichnet werden.

Nutzen Sie jede Möglichkeit in Ihrem Alltag, sich auf irgendeine Art und Weise zu bewegen:
- Gehen Sie am Arbeitsplatz zwischendurch mal zehn Minuten herum, zum Beispiel beim Telefonieren.
- Verziehen Sie sich für eine kleine Trainingseinheit ins Treppenhaus. Jede Treppe ist ein kleines Fitnessstudio. Atmen Sie dabei ganz bewusst durch die Nase ein und

durch den Mund aus, damit Sie nicht noch zusätzlich Luft verschlucken.
- Nutzen Sie Pausen und Ihren Feierabend für kurze Spaziergänge.
- Besuchen Sie Ihre Kollegen persönlich im Büro, statt eine E-Mail zu schreiben.
- Recken und strecken Sie sich mal so richtig, auch wenn Sie dabei auf dem Schreibtischstuhl sitzen.
- Steigen Sie aus Bus oder Bahn eine Station früher aus und gehen Sie den restlichen Weg zu Fuß.
- Parken Sie Ihr Auto nicht direkt am Ziel.

40 Ruhen oder 1000 Schritte tun?

Nach dem Essen gibt es diese beiden Möglichkeiten – so zumindest rät es ein altes Sprichwort. Das Hinlegen direkt nach dem Essen ist aber nicht immer die beste Idee. Der Nahrungsbrei im Magen stimuliert die Produktion von Magensäure. Im Liegen kann die Säure leichter in die Speiseröhre zurückfließen und Sodbrennen auslösen. Verdauungsarbeit ist aber auch anstrengend. Das Blut sammelt sich dabei eher im Bauchraum als in der Muskulatur oder im Kopf – wir fühlen uns müde.

Nach einer leichten Mahlzeit ist ein kleiner Spaziergang sicherlich eine Wohltat. Haben Sie sich ein üppiges Mahl einverleibt, bleiben Sie besser noch ein wenig sitzen, bevor Sie sich bewegen. Vollkommen vergessen sollten Sie den Verdauungsspaziergang aber definitiv nicht!

KILLER-TIPP

Legen Sie sich einen Schrittzähler zu und kontrollieren Sie doch einfach mal, wie viel Sie sich im Alltag so bewegen! Etwa 6000 Schritte am Tag sind die Basis für Ihre Darmfitness. 10 000 Schritte sollten das Ziel sein. Bleiben Sie im Durchschnitt täglich unter 2500 Schritten, ist es höchste Zeit, etwas aktiver zu werden – Ihrem Verdauungssystem und Ihrer Gesundheit zuliebe!

41 Stress ade!

Stress schlägt bekanntlich auf Magen und Darm. Verantwortlich ist ein Urinstinkt, der auch heute noch bei uns aktiv ist. In Stresssituationen mussten sich unsere Vorfahren blitzschnell auf Kampf oder Flucht vorbereiten. Dazu werden Kreislauf- und Atemfunktion hochgefahren – die Verdauung ist in solchen Fällen unwichtig, sie stört nur und wird deshalb unterdrückt. So blockieren Stresshormone auch heute noch die Verdauung. Typische Folge: Blähbauch, Völlegefühl oder Druckschmerzen.

Es gibt vielfältige Strategien, mit denen Sie Stress bewältigen können:

- Bewegung ist die natürliche Gegenregulation Ihres Körpers auf das Ausschütten von Stresshormonen. Nichts befreit Ihren Körper wirksamer von Stresshormonen als körperliche Aktivität.
- Entspannungsverfahren sind sehr effektiv, um Stress

loszuwerden. Erlernen Sie zum Beispiel Progressive Muskelentspannung oder Autogenes Training. Entspannung finden Sie auch beim Yoga, das gleichzeitig auch ein Krafttraining für Ihren Körper ist.

- Sie müssen Grenzen ziehen, indem Sie anderen Menschen klarmachen: »Das geht jetzt nicht.«
- Setzen Sie Prioritäten. Trennen Sie das Wichtige von nicht so Wichtigem und erledigen Sie das Wichtigste zuerst; der Rest kann warten!
- Planen Sie Freiräume für Entspannung und Erholung ein, so wie Sie auch Ihre beruflichen Termine planen. Dazu gehört auch, dass Sie Handy und Computer mal abschalten, um den Kopf wieder freizubekommen.
- Lernen Sie, wieder zu genießen. Wann haben Sie sich das letzte Mal völlig dem Genuss hingegeben? Ein schönes Buch, ein lustiger Film, eine Shopping-Tour, eine Partie Schach oder ein erholsamer Spaziergang sind Entspannung pur und machen das Leben lebenswert.
- Leben Sie Ihre Wut aus. Ein kleiner mit Sand gefüllter Ball oder zerknülltes Papier neben dem Papierkorb helfen Ihnen beim Abreagieren.

42 Den Bauch flachatmen

In Stresssituationen atmen Sie durch die Anspannung oft nur noch flach, so dass Ihrem Körper einfach Sauerstoff fehlt. Das wirkt sich auch auf Ihre Darmaktivität aus und fördert den Blähbauch. Verstärkt wird dieses Problem durch bestimmte Körperhaltungen, wenn Sie beispielsweise gekrümmt am Schreibtisch oder im Auto sitzen. Hier hilft Ihnen die sogenannte Bauchatmung. Versuchen Sie es gleich mal:

Die Atemübung namens »Sauerstoffdusche« können Sie im Sitzen oder Liegen durchführen. Ideal ist es, wenn Sie sich auf den Rücken legen und die Beine so anwinkeln, dass Ihre Füße auf dem Boden stehen. Führen Sie jetzt Ihre Hände auf dem Bauch zusammen, bis sich Ihre Mittelfinger über dem Bauchnabel berühren. Atmen Sie bewusst und langsam ein. Dabei hebt sich der Bauch und Ihre Finger gleiten auseinander. Halten Sie den Atem für eine Sekunde an. Atmen Sie langsam aus, bis sich Ihre Finger wieder berühren.

43 Schüßler-Salze sind super

Schüßler-Salze sind keine Nahrungsergänzungsmittel, sondern liefern Ihrem Körper bestimmte Reize, durch die sich der Mineralstoffhaushalt in den Körperzellen wieder normalisiert. Sie werden im Rahmen der Naturheilkunde häufig bei einem Blähbauch eingesetzt. Infrage kommen hier beispielsweise Natrium sulfuricum D6 (Nr. 10), welches in hohem Maße die Ausscheidungsprozesse fördert, und Natrium phosphoricum D6 (Nr. 9), das unter anderem zahlreiche Stoffwechselprozesse ankurbelt. Zu guter Letzt hilft auch noch Kalium chloratum D6 (Nr. 4). Dieses hat einen ausgleichenden Effekt auf die Erregbarkeit von Nerven und Muskeln und kann dadurch eine gestörte Muskelarbeit des Verdauungstrakts wieder ausbalancieren – auf diesem Wege wird Blähungen und Bauchkrämpfen entgegengewirkt.

Bei der Normaldosierung nimmt man 3- bis 6-mal täglich eine bis drei Tabletten. Bei der Hochdosierung wird alle zehn Minuten eine Tablette genommen. Nehmen Sie die Tabletten einzeln ein und lassen Sie sie langsam im Mund zergehen. Bei Laktoseintoleranz ist hier Vorsicht geboten: Die kleinen Tabletten enthalten Milchzucker. Sie können in dem Fall auch auf Schüßler-Tropfen ausweichen.

44 It's tea time

Tee in allen möglichen Geschmacksrichtungen ist ein prima Erste-Hilfe-Programm bei Blähbauch, Darmwinden und Schmerzen.

Ingwer: Bei schmerzhaften Blähungen trinken Sie als Erstes in kleinen Schlucken ein großes Glas Ingwertee. Dazu einige Scheiben frischen Ingwer in heißem Wasser ziehen lassen.

Pfefferminze: Krampflösend wirkt auch ein Pfefferminztee. Züchten Sie frische Pfefferminze auf der Fensterbank und kauen Sie ab und zu die frischen Blätter.

Kardamom: Das ätherische Öl in den Samen steigert die Produktion von Magen- und Gallensaft, lindert Völlegefühl und Blähungen. Samen einfach kauen oder im Mörser zerstoßen und mit heißem Wasser überbrühen.

Kümmel: Unschlagbares pflanzliches Mittel gegen Blähungen – als Tee oder Gewürz. Noch besser: einfach die Samen kauen.

Löwenzahn: Als Tee oder Frischpflanzensaft ist er eine gute Hilfe gegen Blähungen.

Teemischung: Je 50 g Anis-, Fenchel- und Kümmelsamen zerdrücken. Einen Teelöffel dieser Mischung mit 150 ml kochendem Wasser übergießen und zehn Minuten zugedeckt ziehen lassen. Mehrmals am Tag eine Tasse trinken.

45 Schlüpfen Sie in Bauchweg-Unterhosen

Ein flacher, straffer Bauch gilt nach wie vor als Schönheitsideal. Verstecken Sie Ihren Trommelbauch doch einfach unter einem kleinen »Figurformer«. Stars und Sternchen machen es Ihnen auf dem roten Teppich vor. Kein Promi – egal ob Mann oder Frau – verzichtet auf die kleinen Helfer, die blitzschnell eine wohlgeformte Figur zaubern. Die Riesen-Höschen sind vielleicht etwas unsexy, aber sie wirken wahre Wunder. Gönnen Sie sich diesen Luxus doch auch, wenn der Blähbauch vor einem großen Auftritt zwickt und noch dazu Ihr ganzes Erscheinungsbild ruiniert. Lassen Sie sich hierzu in einem Miederwaren-Geschäft beraten.

46 Es gibt sogar »Anti-Stink-Unterwäsche«

Wenn es zu spät ist, sich also der Blähbauch nicht mehr aufhalten lässt und Sie unter »Pupserei« leiden, hilft nur noch geruchsneutralisierende Unterwäsche, zum Beispiel von Shreddies. So kann Geruchsbelästigung durch Blähungen abgefangen werden. Sie können die Winde aus dem Darm wehen lassen, müssen sich nicht mehr quälen, aber können Ihre Blähungen trotz allem verbergen.

47 Und was sagt Ayurveda?

Nach der Ayurvedamedizin könnte eine Vata-Störung die Ursache Ihres Blähbauchs sein. Alles, was sich in uns bewegt, ist von Vata bestimmt – so auch die Verdauung. Demnach sind Blähungen einfach ein Anzeichen einer Grundstörung. Alle Vata ausgleichenden Maßnahmen sind dann hilfreich – besonders ein regelmäßiger Tagesrhythmus: Aufstehen, Zubettgehen, Mahlzeiten, sportliche Aktivitäten – alles zu immer gleichen Zeiten. Jede Unruhe, jede Störung der normalen Abläufe (z. B. Schichtarbeit, Fernreisen) bringen den Rhythmus durcheinander, stören das Vata und können so indirekt Blähungen verstärken. Folgende Tipps sollten Sie sich zu Herzen nehmen: Achten Sie darauf, dass Ihre Hände und Füße nicht auskühlen. Nehmen Sie nur warme Speisen und Getränke zu sich – bloß nichts direkt aus dem Kühlschrank. Außerdem sollten Sie alle möglichen Arten von Reizüberflutung, z. B. laute Musik oder langes Fernsehen am Abend, meiden.

Ayurveda hat noch weitere Maßnahmen zu bieten. Morgendliche Einreibungen mit warmem Öl (am besten Sesamöl) und anschließendes Warmduschen wirken regulierend auf das Vata. Und noch ein Tipp: Wenn Sie eine Vata-Erhöhung haben, dann essen Sie weniger Rohkost. Das heißt nicht, dass Sie Ihre ganze Nahrung zerkochen müssen. Dünsten Sie das Gemüse oder braten Sie es kurz im Wok an, dann hat es noch den »Biss« und auch noch fast alle Nährstoffe – und Sie werden es viel besser vertragen.

48 Wenn auch noch Durchfall dazukommt

Manchmal ist ein Blähbauch auch mit akutem Durchfall verbunden. Von Durchfall (medizinisch: Diarrhö) spricht man, wenn häufiger als dreimal am Tag ungeformte, breiige oder wässrige Stühle auftreten. Durchfall, genau wie Erbrechen, ist beim gesunden Menschen eine Selbsthilfemaßnahme: Krankheitserreger oder Gifte werden so schnell wieder aus dem Körper entfernt. Daher sollte man ihn niemals unterdrücken. Halten die Beschwerden länger als drei Tage an, wird der Arztbesuch notwendig.

Mit diesen Maßnahmen können Sie sich schnell selbst helfen und die Durchfall-Beschwerden lindern:
- Legen Sie sich hin und halten Sie Ihren Bauch warm, beispielsweise durch eine Wärmflasche.
- Versuchen Sie sich trotz Bauchblubbern zu entspannen: Legen Sie sich auf die Seite und winkeln Sie Ihre Beine etwas an, so dass Ihre Bauchmuskeln locker sind.

- Trinken Sie reichlich stilles Mineralwasser. Bei starkem Durchfall reichern Sie einen Liter Wasser mit einem Teelöffel Salz und acht Teelöffeln Traubenzucker an.
- Mit dieser Suppe beruhigen Sie Ihre Darmschleimhäute: Kochen Sie zwei Kartoffeln und eine Möhre 20 Minuten lang in 250 ml Wasser. Stampfen Sie das Gemüse und würzen Sie Ihre Suppe nur mit einer Prise Salz.

49 Tanzen Sie Ihren Blähbauch einfach weg

Tanzen macht nicht nur Spaß, sondern hilft auch beim Stressabbau, steigert das Wohlbefinden, fördert eine entspannte Verdauung und wirkt gegen Blähbauch-Beschwerden.

Schnelle Schrittfolgen und Bein-Kicks steigern die Durchblutung des ganzen Körpers. Rhythmische Drehbewegungen in der Hüfte trainieren die Rumpfmuskulatur und das Becken und regen die Verdauung an – perfekt gegen Blähbauch!

Probieren Sie mal die nachfolgenden Tanzübungen:

»Der Bein-Kick«
Stufe 1: Zunächst einfach auf der Stelle laufen. Die Hüften kräftig mitnehmen, die Arme schwingen locker mit.

Stufe 2: Überkreuzen Sie mit dem rechten Bein das linke. Kicken Sie mit der rechten Fußspitze nach vorne – so als wenn Sie einen Ball treffen möchten. Dann wippen Sie mit der rechten Fußspitze dreimal auf der Stelle. Wiederholen Sie die Übung und »kicken« Sie mit dem linken Bein. Zehn Wiederholungen pro Bein.

Stufe 3: Nehmen Sie die Arme dazu und schwingen Sie diese entgegengesetzt zu den Beinen.

»Der Hüftschwung«
Stufe 1: Beine im Stehen hüftbreit öffnen und leicht beugen. Hüfte für mindestens zehn Umdrehungen im Uhrzeigersinn kreisen lassen, danach in die andere Richtung kreisen.

Stufe 2: Während des Kreisens um die eigene Achse drehen. Dabei kleine Schritte machen. Jeder kleine Schritt wird genutzt, um die Hüfte in eine andere Richtung zu schieben.

50 Die Alternativmedizin bietet zahlreiche Möglichkeiten

Zur Vorbeugung und auch zur »Behandlung« eines Blähbauchs gibt es unzählige Maßnahmen. Wo die Schulmedizin auf wenige Arzneimittel setzt, bietet die Alternativmedizin bzw. Naturheilkunde ein vielfältiges Angebot.

- Heilfasten
- Homöopathische Mittel, wie z. B. Nux Vomica
- Akupunktur und Akupressur
- Fußreflexzonen-Massage
- Hypnose
- Traditionelle Chinesische Medizin

Sie haben hier die Qual der Wahl. Tauschen Sie mit Bekannten Ihre Erfahrungen aus oder probieren Sie einfach auf eigene Faust mal ein paar Methoden aus. Lassen Sie sich zu Ihrem auserwählten Verfahren beispielsweise bei einem Heilpraktiker beraten.

Der ultimative Blähbauch-Killer-Tag

Auf den folgenden Seiten finden Sie Anregungen, Tricks sowie Rezepte für einen idealen »Nicht-gebläht-Tag«.

Frühstück

Lassen Sie das Frühstück nicht ausfallen. Das führt lediglich zu Heißhunger am Vormittag. Stehen Sie lieber zehn Minuten früher auf und genießen Sie einen kleinen Snack – ganz in Ruhe. Schon eine Minischeibe Brot ist besser als nichts. Wichtig dabei: Sie sollten beim Essen sitzen. Das Nebenbei-Essen im Stehen oder beim Autofahren erhöht den Stress für Ihren Darm, Sie verschlucken viel Luft – und der Blähbauch zeigt sich schon am frühen Morgen.

Tipp: Testen Sie aus, ob eventuell der gewohnte schwarze Kaffee am Morgen die Blähungen auslöst. Trinken Sie statt Kaffee, Milch oder Saft morgens eine Tasse heißes, stilles Wasser auf nüchternen Magen in kleinen Schlucken – das beruhigt Ihren Darm und beugt dem Blähbauch oft schon vor.

Mittagessen

Auch hier gilt: Nehmen Sie sich Zeit für Ihre Mahlzeiten. Essen Sie nicht nebenbei, zum Beispiel am Arbeitsplatz, sondern am besten in Gesellschaft, denn das lenkt von Alltagssorgen ab. Die Mittagszeit ist der perfekte Zeitpunkt für eine Atemübung. »Nehmen« Sie doch mal eine Sauerstoffdusche (Seite 62).

Trinken Sie genug? Statten Sie Ihren Arbeitsplatz mit stillem Mineralwasser aus. Stellen Sie die Flaschen gut sichtbar in Ihr Blickfeld: 1,5 bis 2 Liter sollten es am Tag schon sein.

Meldet sich der Blähbauch zu Wort, gönnen Sie sich einen Tee: Ob Pfefferminze, Kümmel oder die bewährte Mischung aus Anis-Fenchel-Dill, bleibt ganz Ihrem Geschmack überlassen.

Abendessen

Es ist nichts dagegen einzuwenden, die Hauptmahlzeit auf den Abend zu verlegen. Dabei steht der Genuss am Essen im Vordergrund – also Fernseher aus und nicht über den Alltagsstress reden. Abends empfehlen sich fettarme Gerichte, egal ob warm oder kalt. Vermeiden sollten Sie jedoch Rohkost und Hülsenfrüchte.

Tipp: Den Abend sollten Sie für etwas Bewegung nutzen. Steigen Sie beispielsweise auf dem Weg vom Arbeitsplatz nach Hause eine Haltestelle früher aus und gehen Sie den Rest zu Fuß.

Rezepte für einen guten Start in den Tag

Smoothie für Eilige: für 1 Person
- 1 Banane und 200 ml fettarme Milch pürieren. 4 EL Haferflocken (instant) unterrühren – fertig.

Käse-Mango-Brötchen: für 1 Person
- 1 Kümmelstange (oder 2 Scheiben Vollkorntoast) mit

etwas Butter, einer Scheibe Käse und einer halben weichen Mango

Bananen-Porridge: für 1 Person
- 50 g Haferflocken mit einer Prise Salz und 100 ml fettarmer Milch aufkochen und unter Rühren 10 Min. ausquellen lassen. Eine reife Banane (in Scheiben geschnitten) mit 200 g fettarmem Joghurt, 1 TL Zitronensaft und etwas Zucker oder Süßstoff (je nach Geschmack) mischen und einfach zum Brei dazugeben.

Rezepte gegen das Mittagstief

Fisch-Risotto mit Blattspinat: für 4 Personen
- 600 g Kabeljaufilet (oder Seelachs) in Würfel schneiden, mit Salz, Pfeffer und 1 Msp. Korianderpulver würzen und mit 1 EL Zitronensaft beträufeln. 200 g Naturreis in 400 ml Fischfond oder Gemüsebrühe aufkochen lassen, die Hitze reduzieren und etwa 20 Min. ausquellen lassen. 1 EL Olivenöl in einer beschichteten Pfanne erhitzen, 400 g Blattspinat (tiefgekühlt) und den Fisch darin dünsten. Den Reis untermischen und servieren.

Sprossensalat mit Hähnchen: für 1 Person

- 100 g Hähnchenbrustfilet kalt abspülen, trocken tupfen und in Würfel schneiden. Mit ½ EL Sojasoße vermischen und 30 Min. marinieren. 1 Paprikaschote und 1 kleine Möhre putzen und in feine Streifen schneiden. 1 Frühlingszwiebel in feine Ringe schneiden. 150 g Sojasprossen oder Sprossen nach Wunsch abbrausen und abtropfen lassen.
- Das Fleisch aus der Marinade nehmen und abtropfen lassen. Etwas Öl in einer beschichteten Pfanne erhitzen und das Fleisch darin anbraten. 1 TL gehackte Ingwerwurzel und das Gemüse dazugeben und ganz kurz mitbraten. Mit 1 EL Zitronensaft und Sojasoße abschmekken, mit frischer Petersilie garnieren.

Ein kleiner Snack zwischendurch

Körniger Frischkäse mit Apfelkompott

Quark mit geschlagener Sahne und dazu Orangensaft

Vollkorntoast mit grünem Pesto, Frischkäse und Tomaten

Apfeljoghurt: für 1 Person
- 150 g Joghurt mit Apfelraspeln mit 1 EL zarten Haferflocken, 1 TL Zitronensaft, etwas Honig und Zimt vermischen.

Rezepte zum Tag-ausklingen-Lassen

Bayerischer Kartoffelsalat: für 4 Personen
- 1 kg Kartoffeln in mit einem 1 TL Kümmel gewürztem Wasser zu Pellkartoffeln kochen. Pellen, in Scheiben schneiden und 4 EL Olivenöl untermischen. 200 ml heiße Brühe mit gekochten Schinkenwürfeln und 5 EL weißem Balsamessig erhitzen. 1 EL scharfen Senf darin auflösen. Die Brühe heiß unter die Kartoffeln mischen. Mit Salz und Pfeffer abschmecken, frische Schnittlauchröllchen und 1 EL Kürbiskernöl dazu, fertig.

Tipp: Kartoffelsalat – ganz darmfreundlich:
Auch die Zubereitungsart kann das »Luftpotenzial« von Gerichten entscheidend beeinflussen: Bayerischer Kartoffelsalat ist ideal: lauwarm angerichtet, mit einer Soße aus Brühe und etwas Pflanzenöl statt Mayonnaise und

ohne Zwiebeln ist er besonders bekömmlich. Er enthält nur wenig Fett und die Kartoffelstärke kann in dieser Form besonders gut verdaut werden. Ideal ist es, wenn Sie die Kartoffeln in Kümmelwasser kochen. Kalter Kartoffelsalat dagegen enthält eine veränderte (resistente) Stärke, die schwerer verdaulich ist.

Mediterraner Fischtopf: für 1 Person
- 1 Möhre und 1 Knoblauchzehe schälen und fein würfeln. 1 kleine Stange Staudensellerie in Streifen schneiden. 1 EL Olivenöl in einem großen Topf erhitzen, Gemüse und 1 Zweig Rosmarin kurz darin anbraten. 200 g Tomatenstücke und 1/8 Liter Gemüsebrühe zugeben, salzen, pfeffern und den Sud etwa 10 Min. im offenen Topf einkochen. 250 g Seelachsfilet (alternativ Rotbarsch, Kabeljau) waschen, in 5 cm breite Streifen schneiden, auf das Gemüse legen und mit etwas Tomatensoße bedecken. Den Deckel auflegen und bei milder Hitze kurz gar ziehen lassen. Falls das Gericht zu trocken wird, geben Sie etwas Wasser dazu.

Service

Weitere hilfreiche Bücher

Astrid Schobert: *Nie mehr Stress-Esser,* Schlütersche 2011

Astrid Schobert: *Die 50 besten Kilo-Killer,* Goldmann 2019

Maria Lohmann: *Natürlich abnehmen. Schüßler-Salze,* TRIAS 2018

Anne Iburg: *Köstlich essen für Magen und Darm,* TRIAS 2012

Peter Mayr und Harald Stossier: *Die Candida-Diät,* TRIAS 2019

Unsere Leseempfehlung

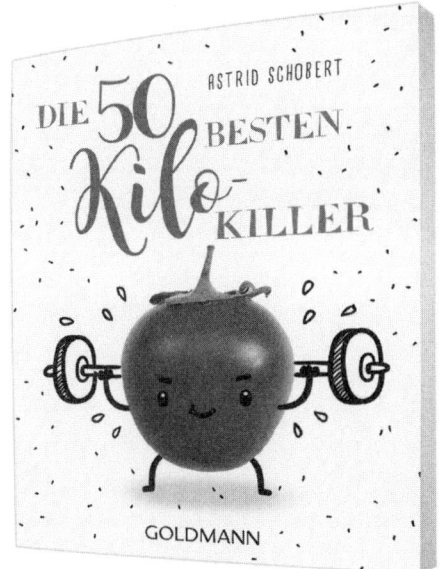

144 Seiten

Ananas, Kohlsuppe, Apfelessig - was haben wir nicht schon alles ausprobiert und durchlitten! Dabei wissen wir doch eigentlich genau: Die beste Diät ist - keine! Viel effektiver als Verzichten und Kalorienzählen sind bewusste Ernährung, etwas mehr Bewegung und möglichst wenig Stress. Dass dafür nicht gleich das ganze Leben umgekrempelt werden muss, zeigt dieser kleine Helfer. Hier gibt´s 50 einfache Tipps, die ohne Mühe in den Alltag passen. Picken Sie sich raus, was Ihnen gefällt und sich gut mit Ihrem Leben verträgt, und legen Sie los.

www.goldmann-verlag.de
www.facebook.com/goldmannverlag

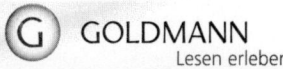